图解
阿尔茨海默病
——老年性痴呆症防治

主编 杨 军

中国医药科技出版社

内 容 提 要

本书是一本关于阿尔茨海默病（老年性痴呆症）防治的科普读物。书中图文并茂，对阿尔茨海默病的预防、治疗以及护理等进行了通俗易懂的解说，有助于提高人们对阿尔茨海默病的认识水平和患者的生存质量，减轻家人和社会的负担。

图书在版编目（CIP）数据

图解阿尔茨海默病：老年性痴呆症防治／杨军主编. —北京：中国医药科技出版社，2017.3

ISBN 978 - 7 - 5067 - 9097 - 0

Ⅰ. ①图… Ⅱ. ①杨… Ⅲ. ①阿尔茨海默病 – 防治 – 普及读物 Ⅳ. ①R749. 1 - 49

中国版本图书馆 CIP 数据核字（2017）第 034304 号

美术编辑　陈君杞
版式设计　张　璐

出版　中国医药科技出版社
地址　北京市海淀区文慧园北路甲 22 号
邮编　100082
电话　发行：010 - 62227427　邮购：010 - 62236938
网址　www. cmstp. com
规格　710 × 1000mm ¹⁄₁₆
印张　10
字数　114 千字
版次　2017 年 3 月第 1 版
印次　2020 年 6 月第 2 次印刷
印刷　三河市国英印务有限公司
经销　全国各地新华书店
书号　ISBN 978 - 7 - 5067 - 9097 - 0
定价　**39. 00 元**

编 委 会

主　审　杨绍磊

主　编　杨　军

副主编　李　军　朱庆生

编　者（以姓氏笔画为序）

王胜军　河北省高阳县医院

王银会　北京市朝阳区疾病预防控制中心

刘艳俊　北京市朝阳区紧急医疗救援中心

杨俊敏　贵州省贵阳市花溪区青岩镇卫生院

李　琳　贵州省贵阳市花溪区疾病预防控制中心

李光军　湖北省五峰土家族自治县疾病预防控制中心

邹晓丹　湖北省五峰土家族自治县疾病预防控制中心

沈倩倩　重庆市渝中区疾病预防控制中心

张　伟　河北省保定市第二医院

张　嫄　首都医科大学附属北京佑安医院

张建军　黑龙江省绥化市北林区太平川镇卫生院

罗　梅　贵州省贵阳市修文县疾病预防控制中心

岳　云　湖南省长沙市中心医院

孟繁坤　首都医科大学附属北京佑安医院

宫　建　沈阳药科大学

高　月　河北省保定市第二医院

曹先进　湖北省竹山县疾病预防控制中心

缪昊辰　北京市朝阳区劲松社区卫生服务中心

籍云霄　湖南省长沙市第八医院

当我们的父母成了"老小孩儿"时
（代前言）

每个人都希望健康地度过一生。但生命到了晚年的时候，阿尔茨海默病（即老年性痴呆症，简称 AD）就成了困扰现实的难题。

有统计数据显示：该病三分之二的患者是女性，而且目前我国阿尔茨海默病公众知晓率高达 96.16%，但仅有 19.79% 的人可以正确识别疾病的初期症状，而疾病初期就诊率仅为 25.56%。显然，大多数人对阿尔茨海默病的认知仅停留在"知道"层面，公众对该疾病的正确认识不足并存在误区。调查还显示，当老人出现"丢三落四""说完就忘"等现象时，只有 19.85% 的被访者会意识到这可能是阿尔茨海默病的症状，同时仅有 25.7% 的被访者会在发现以上现象时及时到医院就诊；当老人出现"不能独立进食，大、小便失禁"等现象时，仍有 74.22% 的被访者不能意识到这可能是老年性痴呆症，但在发现以上现象时送老人就诊的比例剧增至 89.21%；能够遵医嘱治疗的比例也高达 88.24%。

目前，中国有阿尔茨海默病患者 600 万人之多，占世界总病例数的四分之一，而且每年平均有 30 万新发病例。中国阿尔茨海默病的患病率已随着年龄的升高呈显著增长趋势。

阿尔茨海默病是由德国的精神病和神经病理学家阿尔茨海默·阿勒斯于 1906 年发现的。阿尔茨海默病是由中枢神经纤维慢性进行性变性导致的。痴呆症以渐进性记忆障碍、认知功能障碍、人格改变以及语言障碍等神经精神症状为特征。

老年性痴呆起病缓慢、隐匿，患者及家人常说不清何时得病。该病多见于 70 岁以上（男性平均 73 岁，女性为 75 岁）老人，女性较男性多（女∶男为 3∶1），少数患者在躯体疾病、骨折或精神受到刺激后症状迅速明朗化，主

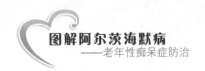
要表现为认知功能下降、精神症状和行为障碍、日常生活能力的逐渐下降。根据认知能力和身体机能的恶化程度，可分成三个时期。

第一阶段（1～3年），为轻度痴呆期。表现为记忆减退，对近事遗忘突出；判断能力下降，患者不能对事件进行分析、思考、判断，难以处理复杂的问题；工作或家务劳动漫不经心，不能独立进行购物、经济事务等，社交困难；尽管仍能做些熟悉的日常工作，但对新的事物却表现出茫然难解，情感淡漠，偶尔激惹，常有多疑；出现时间定向障碍，对所处的场所和人物能做出定向，对所处地理位置定向困难，复杂结构的视空间能力差；言语词汇少，命名困难。

第二阶段（2～10年），为中度痴呆期。表现为远、近记忆严重受损，简单结构的视觉空间认知能力下降，时间、地点定向障碍；在处理问题、辨别事物的相似点和差异点方面有严重损害；不能独立进行室外活动，在穿衣、个人卫生以及保持个人仪表方面需要帮助；计算障碍；出现各种神经症状，可见失语、失用和失认；情感由淡漠变为急躁不安，常走动不停，可见尿失禁。

第三阶段（8～12年），为重度痴呆期。患者已经完全依赖看护者，严重记忆力丧失，仅存片段的记忆；日常生活不能自理，大、小便失禁，呈现缄默、肢体僵直，查体可见锥体束征阳性，有强握、摸索和吸吮等原始反射。患者最终昏迷，一般死于感染等并发症。

迄今为止，阿尔茨海默病还没有特效的疗法，目前的治疗手段只能延缓其进展。调查显示，73.3%的人认为阿尔茨海默病可以治愈，26.7%的人认为不可治愈。

多与老人进行情感交流对于防治阿尔茨海默病是非常有益的，而无论哪种类型的阿尔茨海默病，都应早诊断、早治疗。

早期治疗能改善患者的日常生活能力，延缓疾病的进程，改善预后，帮助患者在更长的时间内保持自我。这不仅可减轻医务人员和家庭的负担，还可缓解社会、医疗、公共卫生保健系统的压力，提高患者及其家庭的生活质量。

本书将对该病的预防和治疗以及护理等进行解说，希望有助于对该病的认识和使患者最大限度地减轻痛苦，减轻社会和家人的负担。

目录
Contents

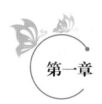

第三章　和阿尔茨海默病患者交往的方式及照料方法　/ 075

第四章　防治阿尔茨海默病的方法　/ 119

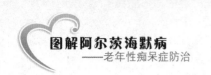

第一章

遗忘症患者真的是上了年纪吗

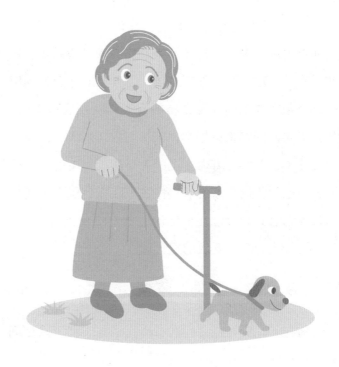

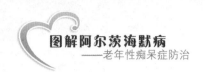

第一节　身边的老年性痴呆症

2035 年，该病将增加一倍

根据 2011 年第六次人口普查，我国人口数量结果公布显示，65 岁以上占 8.87%，达到 1.23 亿，占世界老年人口的 1/5；而预计到 2035 年，我国 65 岁以上人口将约 2.94 亿。缓解人口老化压力的关键在于健康老龄化，通过提高整个老年群体的生理和心理健康水平，减少医疗支出，延长老年人有效劳动寿命，促进老年人力资源的开发和利用。

这个现实要求国家要在相关政策和制度安排上，从生命历程的视角，为生命老年期的到来做好准备工作，重视老年人的尊严、价值和参与。健康老龄化不仅要关注寿命，更应关注健康，注重生命质量。

人口老龄化所带来的老年性痴呆症在我国已成为常见病、多发病，患者总数大约有 600 万，在全球居于首位。积极应对老年性痴呆症的发生、发展，已经成为刻不容缓的重大问题。

老年性痴呆症不是神志不清

目前老年性痴呆症在我们身边几乎每天都可以见到。但有多少人能够准确理解这种疾病呢？

大概不少人认为老年性痴呆症就是丢三落四，记忆力明显减退吧。

实际上老年性痴呆症是有先兆的，表现为以下几个方面。

1. 性格和情感改变，如变得过分胆小或脾气暴躁、固执、多疑等。还有的患者早期会出现精神症状，如总怀疑别人说自己的坏话；有的绘声绘色地描述根本就没有发生过的事情；有的在夜间反复下地走动。

2. 记忆减退，如有的患者会忘记刚说过的话、做过的事，如上街买菜忘了把菜带回来等。

3. 视空间技能损害，在离家稍远的地方容易迷路走失，把东西放错地方。

4. 思维贫乏，言语单调，有时自言自语，反复诉说某件事情。

5. 计算力减退，稍复杂的账目不会算或算得很慢。

早期发现、早期治疗非常重要

目前许多人都认为老年性痴呆症是无法治疗的，其实这是错误的看法。

老年性痴呆症有许多病因，针对这些病因进行早期治疗和干预，可以大大缓解老年性痴呆症的进展。也就是说，这是一种应该重视早期发现、早期治疗（干预）的疾病。

据一些医院的门诊调查，大部分患者都是在患病一两年后才来就诊。因此千万不要认为上了年纪糊涂一些、丢三落四、记忆力明显减退是正常的事情，以免错过了最佳的治疗期。

诚然，老年性痴呆症和上了年纪的记忆力减退非常相似，而实际上记忆力减退正是老年性痴呆症临床表现的一种。

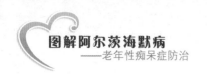

第二节　哪些老年人易患痴呆症

　　哪些人易患老年性痴呆症？如何预防？这要从了解老年性痴呆症的危险因素开始。老年性痴呆症的危险因素包括可干预和不可干预两种，有这些危险因素的人要小心了。

　　有些危险因素让我们无可奈何！

　　年龄　高龄是老年性痴呆症最重要的危险因素。60 岁组患病率为 2.3%，70 岁组为 3.9%，80 岁以上组为 32.0%。

　　性别　老年性痴呆症患者中，女性多于男性。65 岁以上患病女性通常比同年龄的男性高 2~3 倍。可能的原因是女性寿命比男性长，也可能是女性增龄性脑萎缩早于男性。一项关于健康老年女性的研究发现，妇女从 50 岁开始脑体积减小；而男性比女性的脑萎缩至少要晚 10 年。

　　最近，老年性痴呆症的病理研究也发现男女有别，男女在大脑萎缩的部位上不同，女性发生的语言障碍往往比男性严重，女性认知功能减退发生更早，而男性认知功能下降更快。

　　家族史　多数研究者发现，老年性痴呆症存在家族聚集现象，患者家庭成员患老年性痴呆症危险率比一般人群高 3~4 倍。双胞胎研究显示，双胞胎老年性痴呆症患病率，单卵双生为 42.8%，双卵双生为 8%。

　　老年性痴呆症有两个类型：早发型和晚发型。早发型老年性痴呆大约占所有老年性痴呆患者的 5%，多在 30 岁以后和 65 岁之前发病。有些早发型老年性痴呆症由遗传引起，也被称为家族性老年性痴呆症。迄今为止，科学家已经确定了家族性的早发型老年性痴呆症的 3 个致病基因。晚发型老年性痴呆症大多数在 65 岁以后发病。

以下这些因素可以导致老年性痴呆症。

头颅外伤　有些统计发现，年轻时的中重度头部外伤可能会增加老年后患老年性痴呆症或其他类型痴呆症的危险性；而且，随着头部外伤严重程度的增加，患老年性痴呆症的危险性也增加。

低教育程度　研究表明，受教育程度越高，老年性痴呆症的发病率越低。文盲患该病的概率是受过教育（完成中学教育）人群的 16 倍，体力劳动者比脑力劳动者的发病率高 2 ~ 3 倍。教育过程本身可以增加神经活动所需的氧和葡萄糖，对大脑起到防护作用，降低了该病的发病率。所以延长受教育的时间，积极参加各种益智活动，不断学习尤为重要。

在国际老年性痴呆症会议上，法国有研究显示，延迟退休可能降低患该病的风险，相当于每多工作 1 年，患该病的风险降低 3.2%。

高血压　美国科学家研究发现，中年时期患高血压与老年性痴呆症和血管性痴呆症的发病有密切关系。高血压对脑组织的影响是一个持续而渐进的过程，高血压能引起的脑部病变有：无症状脑梗死、脑白质异常以及脑萎缩。这些改变与痴呆有关。荷兰专家还发现，使用抗高血压药可使≤70 岁的人患痴呆症或老年性痴呆症危害度降低 8%。降压治疗能延缓认知功能减退的速度。

糖尿病　2 型糖尿病患者发展为老年性痴呆症的风险是同龄同性别健康人的两倍。糖尿病甚至是糖尿病前期就有进展为老年性痴呆症的危险。处于糖尿病前期的人，9 年后有 70% 的风险发展为痴呆。

高胆固醇血症　流行病学研究显示，高胆固醇血症患者发生老年性痴呆症的危险性增加；中年时期高胆固醇血症能提高痴呆或轻度认知损害的发生率；如果高血压与高胆固醇血症同时发生，罹患老年性痴呆的概率则

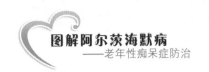
比正常人群高 3 倍。因为高胆固醇除能通过导致动脉粥样硬化和提高脑血管病的发生率影响痴呆风险之外，还可以直接引起老年斑和神经纤维缠结这两个老年性痴呆症的特征性大脑病理改变。

脑血管疾病　研究发现，无症状性脑卒中能使痴呆发生的风险增加 1 倍，有脑卒中病史的人老年性痴呆症的年发生率为 5.2%，无卒中者为 4%。如果伴有其他血管性危险因素，如高血压、心脏病或糖尿病，则患老年性痴呆症的风险将增加 2 ~ 4 倍。另一方面，如果老年性痴呆症患者中有脑血管性病理学改变，则临床痴呆程度较重；无脑血管性病理学改变者，痴呆较轻。

心脏病　心房纤颤、充血性心力衰竭和心肌梗死是老年性痴呆的明确危险因素。心房纤颤患者中痴呆的发生率为 8%，且对于女性和 75 岁以下的心房纤颤患者这种关系尤为明显。26% 的慢性充血性心力衰竭患者出现认知损害，42% 以上的冠状动脉搭桥术后患者出现认知损害。

高同型半胱氨酸血症　高同型半胱氨酸血症是老年性痴呆症一个很强的独立危险因子。同型半胱氨酸血浆浓度超过正常水平，老年性痴呆的危险度几乎增加一倍。血中同型半胱氨酸是体内细胞代谢后排到血液中的产物，其浓度升高会导致血液黏稠，增加动脉硬化、卒中的发病风险，而且与老年性痴呆症认知症状发展速度有显著关系。血中同型半胱氨酸浓度越高，认知功能下降越迅速。通常维生素 B_{12} 和/或叶酸缺乏可导致血液中同型半胱氨酸水平升高。

情感障碍　流行病学研究发现，任何一个抑郁症状都可使发展为老年性痴呆症的危险度平均增加 19%，而总体认知测量衰退每年平均增加 24%。研究还发现，单身老年患老年性痴呆症的风险是已婚者的 3 倍；中年丧偶或离婚者发病危险是已婚或同居者的 3 倍。所以，能与配偶生活可能对晚年认知损害具有保护作用。

第三节　老年性痴呆症的症状

核心症状是"记忆障碍"

鉴于一般人所具备的记忆力、理解力、判断力、会话能力、与人交流的能力、维持日常生活的能力等出现了低下和障碍，这就是老年性痴呆症的表现；同时还可以伴有精神的不安定状态，四处无目的地游走和徘徊。

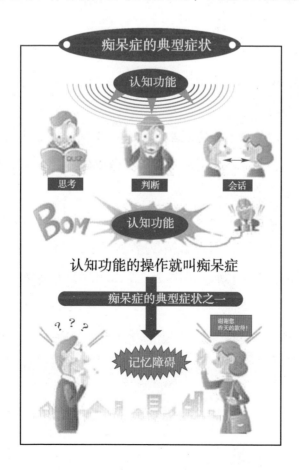

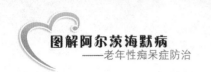

以上这些现象一旦出现，就可以确诊是患了老年性痴呆症了，但其中最为核心的症状是出现记忆力的低下和障碍。而许多人却认为，"上了年纪了嘛，记忆力不行了也不要紧吧……"。但如果记忆力减退加之忘记了每年自己增长的年龄，就是异常的现象。

例如，患者和熟人一起吃了顿饭，饭后说不出对方的名字，连吃的什么也不记得了。严重的痴呆症患者连和熟人刚刚吃过饭的事情也不会记得。

痴呆症的理解困难

在痴呆症的核心症状记忆障碍里，常常混杂着"失语""失行""失认"的症状，只是因人而异表现不同。

所谓失语，即是处理语言发生了困难。有的人明白对方的话的意思，但表达不清楚；也有的人不能理解对方的话，往往会说错，比如将对方说的"吃饭"学成"疵饭"。

所谓失行，就是指不能完成某种动作。例如要求患者"闭眼"，但他总也闭不上眼睛；完成不了用裁纸刀切纸做成信封；不能用火柴点燃蜡烛等日常生活里简单的事情。

所谓失认，就是指缺乏判别事物的能力。例如，患者看见自己常用的烟灰缸却变得不认识了，而用手触碰后马上明白（物体失认）；另外对图画的全体或局部无法确认（同时失认）；无法分辨出不同的色彩（色彩失认）；失去了对常走的路线的记忆（视空间失认）等等。

痴呆症患者常常会伴有多种失认现象，因此使得日常生活非常困难。

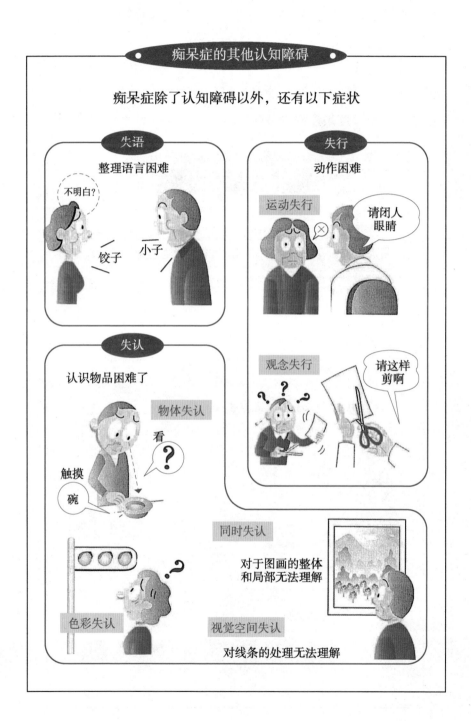

痴呆症造成的附带症状

痴呆症还可以具备认知功能障碍以外的精神上的不安定和行为问题，我们将其称之为"痴呆症的附带症状"。

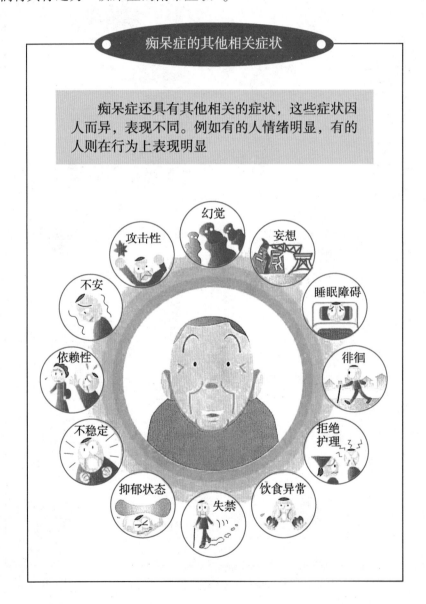

痴呆症的其他相关症状

痴呆症还具有其他相关的症状，这些症状因人而异，表现不同。例如有的人情绪明显，有的人则在行为上表现明显

幻觉

攻击性

妄想

不安

睡眠障碍

依赖性

徘徊

不稳定

拒绝护理

抑郁状态

失禁

饮食异常

这些附带症状是痴呆症患者常常出现的症状，但它们还不是痴呆症最本质的部分。痴呆症最本质的是认知功能的损害。这些附带症状则是认知障碍引起的二级症状。

作为痴呆症的精神症状，首先是不安和焦虑的产生，这是因为患者意识到自己的记忆力逐步低下，生活能力逐步丧失。他们担心自己会陷入这样的状态之中，进而会失去对任何事物的兴趣，没有任何欲望，常常无端地发怒，甚至经常产生自杀的意愿。

患者还会"发现"生活中没有的事物（幻视），听到不存在的声音（幻听），确信根本不存在的东西（妄想）；同时还会出现毫无目的的徘徊，大、小便的失败（失禁），情绪极度兴奋（情绪不稳），对周围人产生攻击性语言或行为——这些都是痴呆症的精神症状所引发的症状。

痴呆症患者常见的早期十大表现

老年性痴呆症的特点是发病缓慢，在早期往往不被人注意，家人多认为患者是老年人应有的症状，一旦发现已进入中、晚期，以至丧失了早期良好的治疗机会。因此大家要特别注意老年性痴呆症的以下早期表现。

1. 记忆力减退　尤其是近记忆力减退是痴呆症早期最常见的症状。

2. 难以完成熟悉的工作　常常发现痴呆症患者难以胜任日常家务。例如，患者可能出现穿衣服的秩序混乱，不清楚做饭菜的步骤等。

3. 语言表达障碍　痴呆症患者经常忘记简单的词语或以不恰当的词语来代替，结果说出来的句子让人无法理解，与人的交流出现障碍。

4. 时间和地点定向障碍　忘记今天是几月几号、星期几，在熟悉的地方也会迷路，出门在外不知身处何地、所为何事、归处何在，甚至昼夜颠倒。

5. 判断力受损　如不同季节应该更换什么衣服，痴呆症患者不能正确

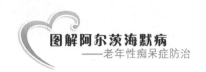

判断。

6. 抽象思维困难　理解力或合理安排事务的能力下降。

7. 将物品放错地方　如将电熨斗放进电冰箱。

8. 情绪或行为的改变　痴呆症患者可有毫无来由的、快速的情绪涨落，显得极不稳定，也有患者可以较以往淡漠、麻木。

9. 人格改变　痴呆症患者的为人处世较病前不同，他们变得对亲人漠不关心、多疑、易激惹、抑郁、淡漠、焦躁不安或粗暴等，如自己找不到东西就怀疑别人偷走了。

10. 主动性丧失，兴趣丧失　痴呆患者可能变得消极，长时间坐在电视机前消磨时光或终日昏昏欲睡，对以前的爱好没有兴趣。

判断痴呆症的困难

我们已经介绍了痴呆症的症状了，但痴呆症的症状不是一下子全部出现的；而且造成痴呆症的病因多种多样，这些病因作为症状出现时，一般人都不会认为患者已经患上了痴呆症。

大多数痴呆症的记忆力减退不是突然变得很严重，而是渐进性的，所以周围的人也很难清晰地分辨出患者是一时的记忆力减退还是痴呆症的初期。

痴呆症初期患者还残留着其他的记忆力的功能，所以患者在和人接触、会话时还不会出现明显的前言不搭后语的情景。

痴呆症初期患者甚至还残留着和人"正常"交流及社交的能力，保留着长者的"威严"，即使他出现忘记了会话内容而反复询问"你刚才说什么?"，明明刚吃过饭又再问"该吃饭了吧?"，作为第三者也会不以为然的。

如果有了这样的情景，加之高龄者特有的"抑郁"表现，早期发现痴呆症是比较困难的。

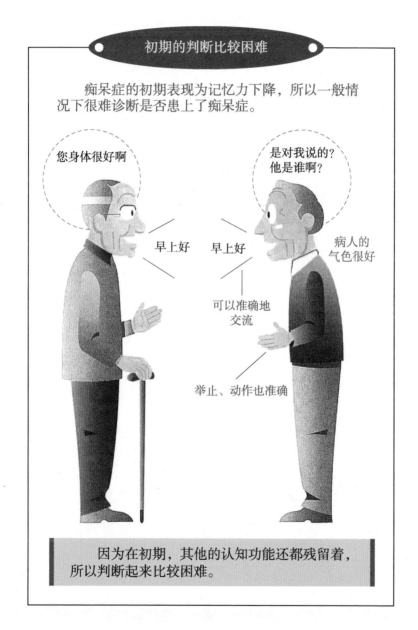

初期的判断比较困难

痴呆症的初期表现为记忆力下降，所以一般情况下很难诊断是否患上了痴呆症。

您身体很好啊

是对我说的？
他是谁啊？

早上好　　早上好

病人的
气色很好

可以准确地
交流

举止、动作也准确

因为在初期，其他的认知功能还都残留着，所以判断起来比较困难。

抑郁症造成的假性痴呆

退休后的老人，一般孩子也都长大独立了。随着自己在社会和家庭的作用和环境改变，大多数人的心里也变得空落落的。同时，大致从退休这个时期开始人的精力和体力也渐渐地大不如前了，加上经常听到亲友、同事因病死亡的事情时有发生，会有一种生命的紧迫感。以至于因此出现了抑郁症的人也不在少数。

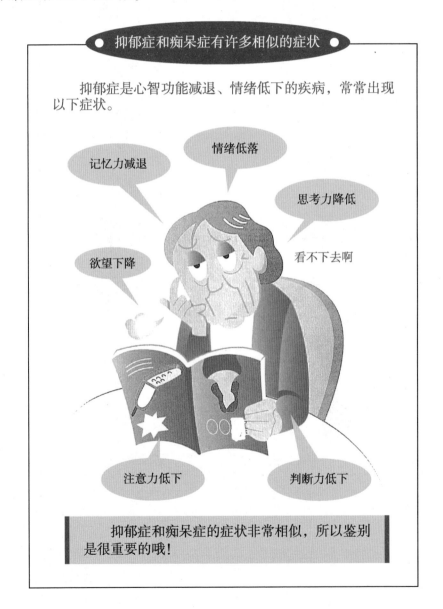

所谓的抑郁症，就是指精神状态显著低下，情绪低落，对任何事物都没有了兴趣，对周围发生的一切都漠不关心，而且脑部没有任何实质性的病变，但注意力、思考力、决断力极度下降。这样一来，即使眼睛看着报纸，内容却进不了大脑里，也无法理解；去购物时也会出现反反复复地数零钱的情景。

一旦出现了这样的症状就要格外注意了，因为它和痴呆症非常相似。抑郁症导致的和痴呆症非常相似的状态，我们称之为"假性痴呆"。但对于没有医学专业知识的家人来说，对这两种疾病的鉴别是非常困难的。因为它们几乎没有什么鉴别的重点。

小知识：早期常见 10 大症状

老年性痴呆症发病通常比较缓慢，早期表现不易被人发觉。首次就诊的患者中重度的占70%多，轻度的只占20%多。目前医学界尚无有效治愈痴呆症或控制病情的疗法，因此早期发现、早期预防就显得尤为重要。老年性痴呆症常见的早期症状包括以下几点。

1. 记忆力减退

这是最早发生和最常见的症状。据统计，95%左右的患者具有不同程度的记忆障碍。患者的短期记忆最早受损，主要表现为记不住刚刚发生的事，如经常找不到钥匙，去拿东西时忘记要拿什么，烧水时因忘记而烧干水壶，做菜经常忘记放盐或多次放盐等。随着病程进展，长期记忆也逐渐出现损害，无法正确回忆过去生活中发生的重大事件，如结婚日期、孩子或伴侣的生日等。

2. 语言障碍

语言障碍、表达困难在痴呆症患者中也很常见，通常表现为说话过程中找不着适当的词语来准确表达。有时不知道物体的名称，常常忘记一些

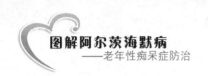

字词，或是将不连贯的字词不合理地组合在一起，会用的词越来越少，所讲的话别人很难听懂。

3. 无法完成原来熟悉的工作

有些患者会逐渐丧失完成原来熟悉工作的能力。如无法料理家务、打电话、管理银行账户、打牌等。常常忘记原本会做的饭菜的做法，即使能做饭，也常常忘了刚才已经做好饭了。

4. 时间和空间认知障碍

表现为不知道当时的时间和季节，在熟悉的环境中迷路或找不到回家的路，忘了身处何地等。需要家属和护理者随时注意。

5. 判断能力下降

表现为不会随季节变化更换衣服，如冬天穿短袖，夏天穿棉袄等；或者表现为极度节俭，很多事情不能判断对错。看电视剧时辨别不出正面人物及反面人物；分不清金属与塑料的差别，会把塑料盆放在炉火上当铁锅加热。

6. 思考归纳能力极度下降

稍微复杂的问题就不能理解或茫然不知所措。对事情的描述不清，不能用简短的语言对事情进行总结概括。

7. 不可思议地乱放东西

如将熨斗藏在冰箱里、手表放在洗衣机里等。戴眼镜的患者经常找自己的眼镜。

8. 行为、性格、人格以及精神障碍

会在没有任何合理原因的情况下出现情绪的快速变化。可能在几分钟内从喜悦到大哭，之后生气发怒，最后又恢复平静；也可能在本应是悲伤的时候却表现出欣喜的情绪；原来性格温和、开朗，现在却变得十分易怒、疑心重或者莫名的恐惧。

9. 失去主动性

常会变得比原来懒惰，不愿参与任何活动甚至原来喜欢的活动；对人也不热情；对什么事情都没有兴趣，没有欲望，消极被动。需要旁人的提示和推动才会参加正常的社会活动。

10. 情绪、行为障碍

通常表现为无缘无故的情绪变化，如突然情绪低落、哭泣、发怒，漫无目的地徘徊，收集废物，无缘无故傻笑等。可表现为极度迷惑、恐惧、猜疑或依赖；还可能变得极度倔强、好斗，富于攻击性等。

此外，患者可能出现淡漠、抑郁（如活动减少，坐着发呆，对周围任何事物不关心，嗜睡）。有些患者还可能出现幻听等症状。

一个人格健全的正常老人是不会无故地发生情绪变化或出现病态行为的。因此，对于以上痴呆患者的行为改变应该予以重视。

一旦出现痴呆症状要马上检测——痴呆症的主要特征

实际上要做到"早期发现"是比较困难的，但也不是束手无策。

以下就是早期发现的重点，如果这里面的 8 项表现有 3 项以上，就必须尽快到专门的医疗机构就诊。

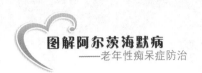

早期发现痴呆症的重点-1

① 常常把平日和休息日搞混，弄不清楚季节怎样区分了

雪…

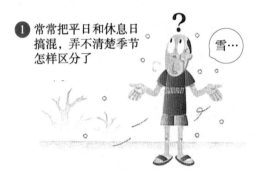

② 经常把亲人的名字搞混

叔叔常来啊！

我是小明啊！

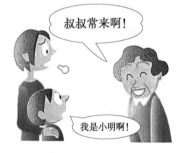

③ 经常忘记重要的东西的存放地点，所以经常翻箱倒柜地找东西

放在哪儿了呢……？…

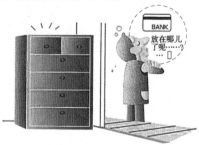

早期发现痴呆症的重点-2

④ 常常是上午说的事情
　到了下午就忘记了

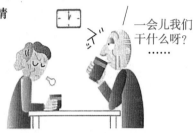

⑤ 总是把接头的地点和时间
　忘记了

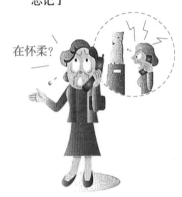

⑥ 做饭时常常弄错食材，
　所以做一顿饭很费时间

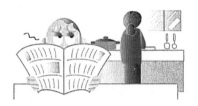

⑦ 不愿意外出，不愿意乘车，
　说服她外出非常困难

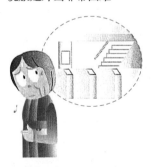

⑧ 和邻居的来往迅速减少了

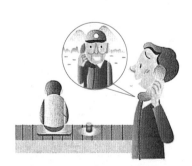

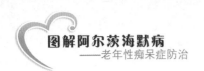

第四节　痴呆症是怎样发生的

掌控机体和精神活动的是大脑

上面讲述了痴呆症的基本情况，为了加深了解，我们还是说明一下大脑的基本功能吧。

大脑主宰着机体的一切意识和活动。例如心脏主导的全身血液循环、肺脏进行的气体交换、体温的调节等，都是在大脑的支配下完成的。

但大脑的功能还远远不止这些，包括走路、跑、跳在内的运动，对物体的感觉和判断，也都是大脑的作用。那么，究竟是大脑的哪些部分在起着这样的作用呢？

如下图所示，人类的脑主要分为大脑、小脑、脑干等部分，各部分的功能也各不相同，但它们的功能也不会因此而各自为战，而是相互配合共同达到协调全身的作用。

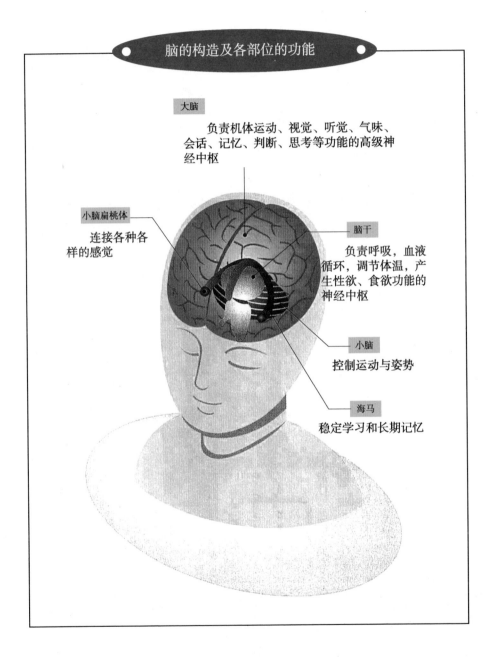

脑的构造及各部位的功能

大脑

负责机体运动、视觉、听觉、气味、会话、记忆、判断、思考等功能的高级神经中枢

小脑扁桃体

连接各种各样的感觉

脑干

负责呼吸，血液循环，调节体温，产生性欲、食欲功能的神经中枢

小脑

控制运动与姿势

海马

稳定学习和长期记忆

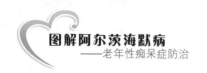

支配人类活动的大脑信息网络

"人体大脑的功能并不是各自为战的"，这是什么意思呢？比方说，我们一看到算数的考试题，看到"×""="等数字或符号，就会很快地进行反应和计算，得出结论。这一系列的活动都是在大脑的管控之下完成的，但参与这项活动的不仅仅是大脑的视觉系统。

大脑的记忆得益于大脑底部的海马区，它可以在瞬间导出需要的记忆，而且它还和与记忆相关的理解问题、计算和回答问题有关。

还有，当看到答卷回答问题时，大脑还会发出"拿起笔书写"的命令；而这一命令传入小脑后，小脑就会具体地命令哪一部分的肌肉来承担这个任务；并且还会操纵管控手腕、手指的运动，调整书写姿势等等。

其实，不仅是解答问题，我们的任何行动，都是大脑与其他相应部位进行沟通、协调后加以完成。那么，这样的协调活动是怎样的呢？我们在下面就会加以说明了。

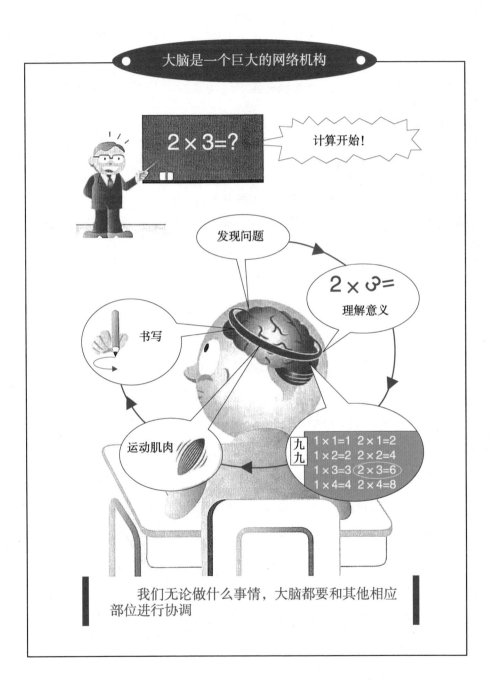

我们无论做什么事情，大脑都要和其他相应部位进行协调

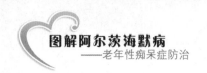

信息网络的基本单位——脑神经细胞

在我们的大脑里，大约存有 1000 亿个神经细胞。大脑的各个部位之所以可以协调，就是因为这些脑神经细胞构成的"情报"网络。那么，它们是怎样构成的呢？

首先，一个脑神经细胞接受来自机体内外的情报（刺激），这时这种情报（刺激）就变换成了信号，然后刺激和兴奋神经细胞，于是这个受到刺激的神经细胞就将这种刺激沿着像蜘蛛网一样的"网线"传导给其他的神经细胞。但这种的传导还不是直接接触，双方之间的接触面有着一点点的间隙。

接受到这种刺激的神经细胞在其"手足"的末端有一个叫做"神经突触"的部分，它会将这种电信号变换成为"神经传导物质"，然后向间隙的另一方传导，对方则在捕捉这个信号后在此再变换成电信号，形成被刺激、兴奋的状态，向与其相邻的另外一个神经细胞按照这样的模式释放"神经传导物质"……以此类推下去。

我们所常见的上了年纪记忆力减退现象，就是因为这种脑细胞和"神经传导物质"减少，以致处理发来的"情报"能力下降。这是一种自然老化的现象，而不是病理状态。

痴呆症患者则是由于大脑的病理异常状态导致大脑网络传导障碍，认知功能下降。

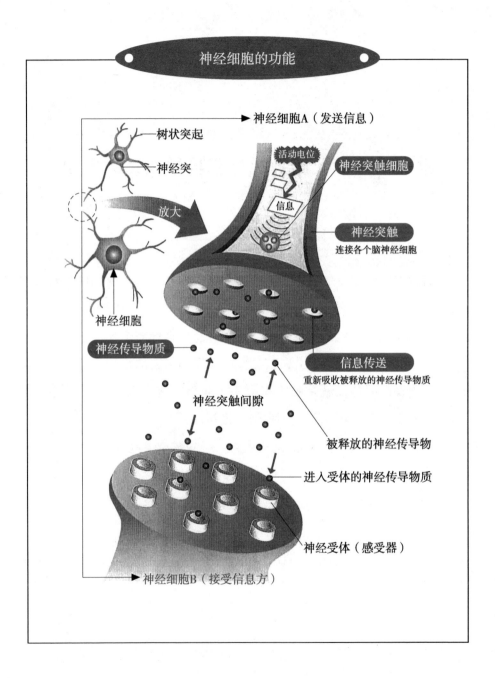

神经细胞的功能

神经细胞A（发送信息）

树状突起

神经突

放大

活动电位

神经突触细胞

信息

神经突触
连接各个脑神经细胞

神经细胞

神经传导物质

信息传送
重新吸收被释放的神经传导物质

神经突触间隙

被释放的神经传导物

进入受体的神经传导物质

神经受体（感受器）

神经细胞B（接受信息方）

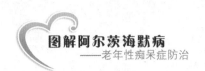

第五节　导致脑神经细胞异常变化的病因

病因可以分为三大类

如前所述，痴呆症是"由于大脑的病理异常状态导致大脑网络传导障碍，认知功能下降"的疾病。它的病因有 70 多种，分为大脑内的疾病、感染性疾病和其他（包括内分泌性、代谢性、中毒性的疾病）三大类。

①大脑内的疾病：是指由大脑的疾病和损伤引起的脑神经细胞的功能障碍。其代表性的特征就是脑组织出现了叫做"老年斑"那样污垢般的"污点"，从而导致神经细胞里的神经纤维扭曲、变形，成为"阿尔茨海默病"；而且还会造成脑血管的阻塞或破裂，导致脑卒中的发生。

②感染性疾病：是指由于各种细菌和病毒的感染导致大脑的神经细胞发生障碍的疾病，如梅毒引起的神经进行性麻痹、艾滋病病毒（HIV）造成的感染。

③由调节机体的生理功能的激素失衡导致的疾病和中毒、营养不足等。

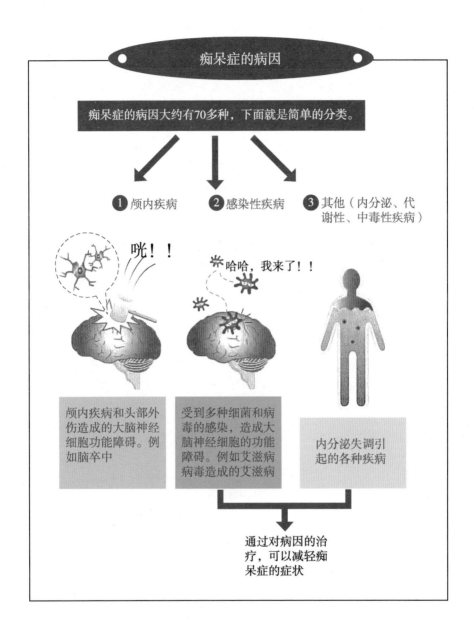

痴呆症的病因

痴呆症的病因大约有70多种，下面就是简单的分类。

① 颅内疾病　② 感染性疾病　③ 其他（内分泌、代谢性、中毒性疾病）

咣！！

哈哈，我来了！！

颅内疾病和头部外伤造成的大脑神经细胞功能障碍。例如脑卒中

受到多种细菌和病毒的感染，造成大脑神经细胞的功能障碍。例如艾滋病病毒造成的艾滋病

内分泌失调引起的各种疾病

通过对病因的治疗，可以减轻痴呆症的症状

脑细胞明显减少的阿尔茨海默病

阿尔茨海默病是 1906 年德国的精神科医生阿尔茨海默博士首先报告的病例。但当时还没有这个病名，而且阿尔茨海默博士诊断的这个病例是

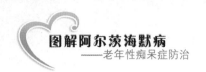

一名中老年女性，其症状和脑部的病变都得到了证实。

这名中老年女性常常藏匿东西，常常在回家的中途迷路，有时还处于非常兴奋的状态而大喊大叫。由于这一切都无法解释，阿尔茨海默博士便劝说她住院诊治。但阿尔茨海默博士怎样都无法解释这名患者的症状，患者于入院后4年半的时候在睡眠中死亡。

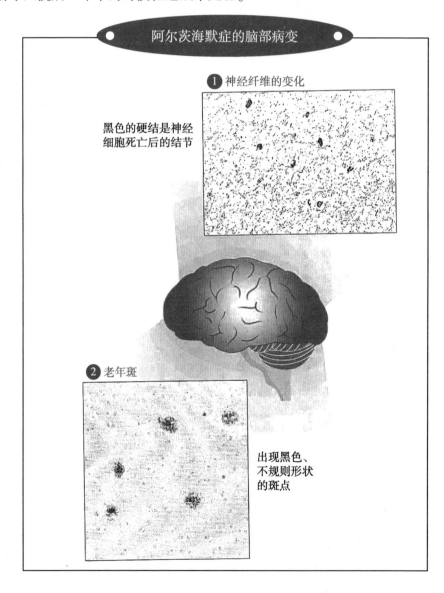

阿尔茨海默症的脑部病变

❶ 神经纤维的变化

黑色的硬结是神经细胞死亡后的结节

❷ 老年斑

出现黑色、不规则形状的斑点

于是阿尔茨海默博士解剖了死者的遗体，结果发现其大脑里众多的脑神经细胞死亡而导致了脑萎缩；而且在死亡的神经细胞里发现神经纤维处于扭曲的状态，这在医学上叫做"神经元纤维化"；还发现了脑细胞里的"老年斑"。

于是该病就以这名博士的名字命名为"阿尔茨海默病"，但经过这名博士命名后 100 年的今天，医学界还是没有得出这个病究竟是怎样发生的结论。最近发现，阿尔茨海默病有一个共同的现象，就是大脑的病变——脑神经细胞的死亡、脑神经元纤维化、老年斑的产生，但其发生的原理至今仍是一个谜。

阿尔茨海默病导致的痴呆为渐进性

也有的阿尔茨海默病是因为脑部的病变而不发病的，但其原因没有完全明白。于是人们便认为是一部分功能正常的脑细胞代偿了渐渐退化了功能的脑细胞。也就是说，如果代偿功能不足以代偿的情况下，便会发生痴呆症。然而痴呆症的发生是渐进性的，下面的图里就这样的渐进性进行了三个等级的区分可供参考。

第一级是记忆力低下——出现了逆行性健忘症（对过去的事情记忆非常清晰，但对几分钟前发生的事情容易忘记）。不过在这个阶段患者还可以自理日常的生活，但渐渐地就会出现对时间、日期和季节的模糊，自行外出时常常会迷失回家的路线。

第二级是记忆力明显下降，保持记忆力的时间非常短暂，对新近发生的事情和过去的事情很难回忆起来。经常会出现判断上的错误，甚至无法正确缴纳各种日常开支。

第三级是认知能力的极度缺失，无法用语言正确表达自己的意愿，也无法理解对方的语言；而且步行的能力也显著下降，最终只能终日躺在床上。

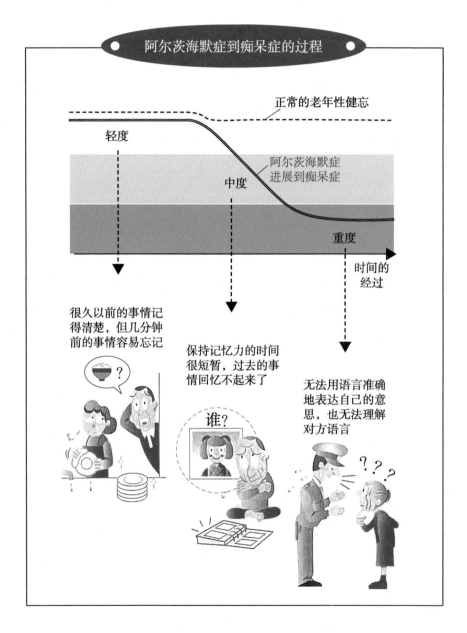

阿尔茨海默症到痴呆症的过程

正常的老年性健忘

轻度

中度

阿尔茨海默症
进展到痴呆症

重度

时间的
经过

很久以前的事情记
得清楚，但几分钟
前的事情容易忘记

保持记忆力的时间
很短暂，过去的事
情回忆不起来了

无法用语言准确
地表达自己的意
思，也无法理解
对方语言

谁？

脑血管破裂或阻塞导致的脑卒中

在痴呆症的病因里，发生阿尔茨海默病的最多病因就是脑卒中了。所谓脑卒中，就是指脑血管病病而产生的"缺血性脑卒中"和"出血性脑卒中"两大类。

缺血性脑卒中是指由于各种原因无法将有效的血氧和营养物质输送到大脑组织中而导致的脑卒中。于是就发生了暂时性血管阻塞的"一过性脑缺血"或完全性的血管阻塞的"脑梗死"。这种脑血管阻塞的原因大致有二，一是脑动脉硬化造成脑血管壁增厚，血栓形成；二是心脏或心脏以外的部位血栓脱落流经到脑血管导致阻塞。

出血性脑卒中是指脑血管破裂导致的出血类型的脑卒中，其引发的疾病就是我们常说的"脑组织"里的微小动脉出血，以及大脑组织和脑软膜之间的出血，即"蛛网膜下腔出血"。由于这个原因，出血导致的肿胀压迫了这部分脑组织而发生坏死。

痴呆症患者更常见的是由于脑梗死而产生，但并不是所有的脑梗死都会走到痴呆症这一步。大脑的前叶、海马区及侧叶等对认知起到非常重要作用的脑神经细胞造成了伤害，痴呆症便发生了。

脑卒中的种类

脑卒中就是由于脑血管障碍导致的脑细胞的损伤总称。临床医学将此分为两大类

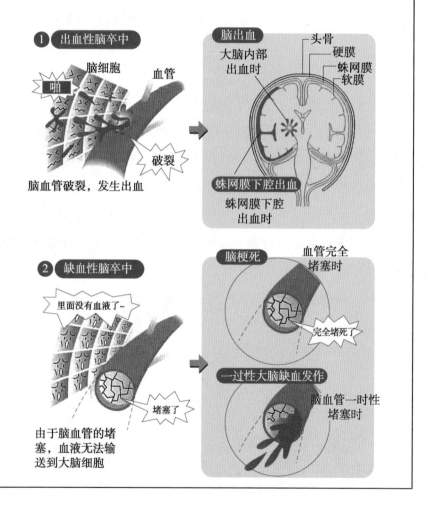

① 出血性脑卒中

脑出血

脑细胞　　血管

啪

破裂

脑血管破裂，发生出血

大脑内部出血时

头骨
硬膜
蛛网膜
软膜

蛛网膜下腔出血

蛛网膜下腔出血时

② 缺血性脑卒中

脑梗死　　血管完全堵塞时

里面没有血液了~

完全堵死了

堵塞了

一过性大脑缺血发作

脑血管一时性堵塞时

由于脑血管的堵塞，血液无法输送到大脑细胞

脑卒中导致的痴呆特征为"迷糊"

脑卒中导致的痴呆症和阿尔茨海默病造成的痴呆症是不一样的。前者的发病初期症状比较明确是其特征，也就是说，脑卒中后几乎都会出现认知功能障碍的情形（只是没有自觉症状的微小脑梗死反复发作后，使得脑神经细胞的损伤扩大而出现痴呆症）。

阿尔茨海默病导致的痴呆症从初期就会出现记忆力减退和判断的失误；而在脑卒中导致的痴呆症中，尽管记忆力会出现低下，但判断力和理解力还可以有很大程度的保留。为此，虽然这类患者会出现回忆不起人的姓名，但还可以做一些比较复杂的计算，也就是叫做"迷糊"的现象。

另外，脑卒中后遗症的单侧肢体麻痹和行走障碍，以及吞咽困难等，使得痴呆症患者在初期多出现饮食，大、小便，入浴等日常的生活功能障碍；而在患阿尔茨海默病时很少有这样的表现。

阿尔茨海默病导致的痴呆症是一个渐进的过程；而脑卒中导致的痴呆症在早期进行适当的治疗和康复训练，其痴呆症状会得到一定的缓解，而且患者的意愿和机体的活动功能也会得到改善。只是目前我们对脑卒中的管理不彻底，使得由于脑卒中的反复发作而造成症状的急剧恶化，或很快就进入到了痴呆症的阶段。

从脑卒中到痴呆症的发展表征

阶段型

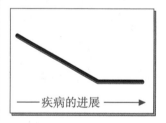

—— 疾病的进展 →

● 没有治疗原发病

　　没有对原发病及时和正确治疗，也没有采取积极的健康管理，脑卒中反复发作便会渐渐恶化，形成痴呆症

稳定型

● 原发病得到了良好的控制

—— 疾病的进展 →

　　对于造成脑卒中的高血压、糖尿病、高脂血症等诱发疾病进行了有效的控制，这话的话，痴呆症的症状就会控制在一定的范围内

一时性恢复

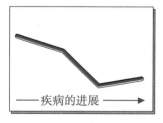

● 对原发病进行了积极有效的治疗

—— 疾病的进展 →

　　对原发病或诱发因素进行了积极有效的控制的情况下，则可以使脑卒中暂缓进展

第六节　不要对阿尔茨海默病失去信心

虽然不会根本治愈，但可以减轻伤害

到目前为止，我们已经对由阿尔茨海默病导致的痴呆症和由脑卒中导致的痴呆症进行了简单的说明。但随着大家对痴呆症的了解增加，想必也会因此而产生了一定的担心和恐惧吧？但是请各位不要担心，因为我们有足够的理由证明，痴呆症虽然不会根本治愈，但可以减轻对患者的伤害，减轻对家人和社会的压力。

如前所述，对于由脑卒中导致的痴呆症，如果能够采取适当的治疗和康复训练，是非常有可能降低其带来的一系列难题的。

鉴于阿尔茨海默病患者日益增多，我们正在对其病因研究进行着不懈的努力，新药也在不断地被开发出来；而且由于政府不断地加大对医护人员的培训力度和对包括阿尔茨海默病在内的老年性疾病的重视程度，不断提高建设康复设施的力度，因此可以说延长痴呆症患者的生命和提高他们的生存质量具有良好的前景。

接受正规的治疗很重要

如前所述，有一些导致痴呆症的原发病是可以治愈的，而且就算是阿尔茨海默病或脑卒中导致的痴呆症，也可以通过适当的治疗和护理，延长患者的生命以及提高他们的生存质量。

有效的解决方法

得了痴呆症后不要一筹莫展，因为还有许多解决方法呢

| 脑卒中是病因时 | 阿尔茨海默病是病因时 |

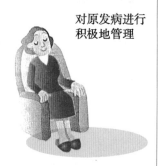

对原发病进行积极地管理

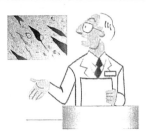

虽然病因不明确，但世界上正在积极地进行研究着

发作的早期要进行积极地治疗和管理

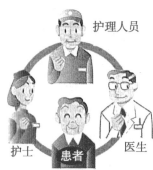

护理人员

护士　患者　医生

由三方面的专家组成的团队，会较好地维持患者良好的生活品质

减轻症状、推迟痴呆症的发展之道

所以，如果怀疑患者得了痴呆症，就应尽快到正规的医疗机构就诊。一定要树立就诊就是为了确诊痴呆症的理念，同时也是为了与其他的精神疾患进行鉴别诊断。早发现就可把痴呆症对本人和家庭、社会造成的伤害

降到最低点。

　　当然，医生站在被怀疑为痴呆症的患者的角度，是很难劝说家人或患者本人去医院就医诊断的。带这样的患者去医院，也会遭到患者的反感而进行抵制的。那么就采取劝说"出去散散步吧"而设法把患者带到医院吧。还可以说"不管是什么不舒服的病，检查一下总是没有坏处的啊"。患者同意的情况下接受检查会产生最好的效果。

　　那么，接受检查之后怎么办？我们在下一章里会详细说明的。

第二章

怎样治疗阿尔茨海默病

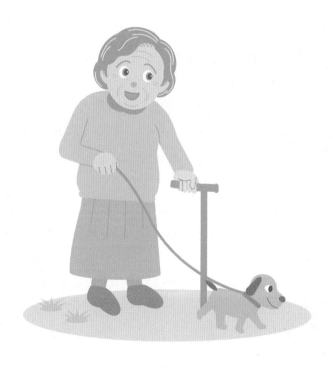

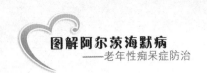

第一节　怎样诊断

通过检查，查明是否患病

如前所述，痴呆症和其他的精神疾患在症状上非常相似。因此，一眼就可以分辨清楚是不大可能的。在专业的医疗机构里，首先要进行的就是鉴别诊断。

在进行诊断时，首先要问及的是患者本人及家族（家庭）成员的情况。比如患者的病程经历，现在的症状，对社会生活和日常生活、工作、学习的影响如何等等。这些问题尽可能准确地告诉医生是非常重要的。问诊的大致内容如下图所示。事先进行准备也是必要的。

就诊前需要准备的资料

1	患者的出生年、月、日
2	患者的生活经历（出生地、最高学历、婚否、家庭成员、过去是否发生过重大事件）
3	患者的经历（过去患过的疾病，现在在治疗中的疾病，有无手术或创伤的经历，现在使用的药物）
4	患者的生活习惯（是否吸烟和饮酒及其量、饮食口味、运动习惯）
5	患者最近发生的变化（有无记忆力减退、忘事、对过去喜欢的事情再无兴趣了）
6	什么时间、什么时候、出现了怎样的症状（例如"1～2年前开始明显地爱忘事、也不会做饭了"等）
7	日常生活的自理能力（吃饭，大、小便，洗澡，穿衣等）

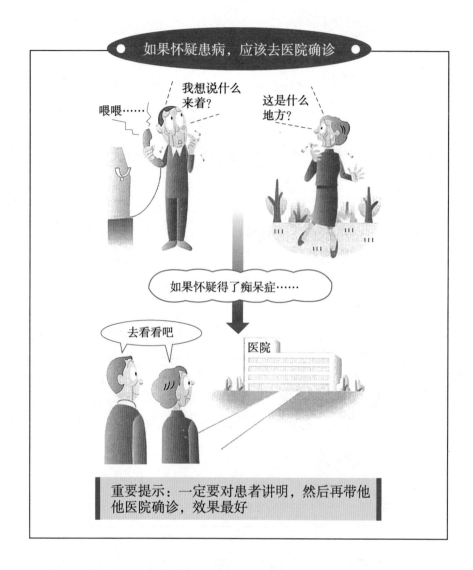

除了问诊的这些内容外，医生还要对患者进行有关记忆力和判断力等认知功能的测试。这些问题对于健康人来说可能很简单，但对于认知功能低下的人来说就是困难的事情了。然而这些测试的结果不理想，也不一定就可以得出"痴呆症"的诊断。在这个阶段，医生最多会得出"痴呆症的可能性极大"的结论，因为下一步还得进行多种检查来确诊。

就诊前需要准备好的项目

1

本人的出生年月

2

本人的经历，比如出生地、最高学历、职业、婚否、家庭成员、发生过怎样的重大事件等

3

本人的经历，如患有什么疾病、现在治疗什么疾病、做过什么手术、目前使用着什么药物等

4

本人的生活习惯，如嗜好烟酒、饮食习惯、运动情况等

5

本人最近的变化，如是不是经常忘事、情绪和爱好有什么样的改变等

6

什么时候、什么时候出现了怎样的症状，比如一两年内明显地出现了健忘和不喜欢哪种饭菜的口味等

7

日常生活自理程度，如能不能自己完成吃饭，大、小便，洗澡，换衣服等

重点检查大脑、全身、神经系统，查明病因

问诊和测试得出结果，并且诊断为"痴呆症的可能性极大"后，还要进行各种各样的检查。大致分为全身状态的检查、大脑内部的检查、运动功能和神经功能的检查。

①全身状态的检查：包括各项血液检查、尿液检查、心电图检查、X

射线检查。但这些检查更多地是查看患者的身体健康状况，因为有些时候高龄者的身体状况不健康也和痴呆症的症状相似。

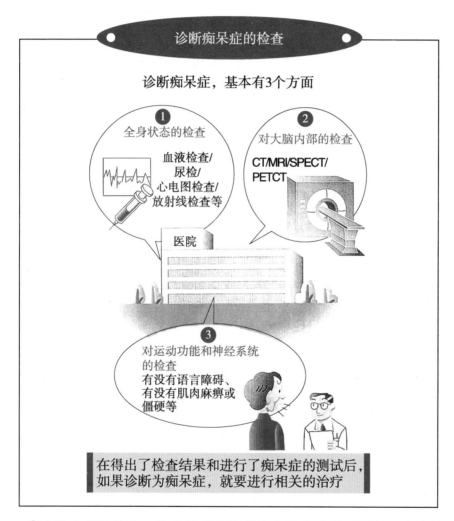

②大脑内部的检查：检查是否有脑萎缩、脑血流是否顺畅、大脑的运转是否灵活等。一般进行 CT（计算机的 X 断层摄影装置）、MRI（即磁共振成像技术。它是断层成像的一种，利用磁共振现象从人体中获得电磁信号，并重建出人体信息）等技术进行检查。另外，还可以根据症状进行脑血流图的 SPECT（ECTCT 显像在临床上有重要作用，可进行断层探测，得

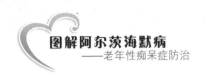
到三维立体图像）检查，检查大脑运转的 PETCT（一种高端影像学检查设备，它采用正电子核素或其标记生物活性物质为显像剂来了解全身脏器功能及代谢变化）等。

③运动功能和神经功能的检查：检查有无神经麻痹、肌肉是否僵硬、有无语言障碍等。明确了这三项的检查结果后，就可以诊断痴呆症、病因以及对这些症状或疾病采取相应的治疗。

通过药物疗法、非药物疗法和科学护理保持残留的生活能力

痴呆症的治疗，要因原发病的不同而异，但所有的原发病治疗都与治疗痴呆症的目标是一样的，而且重要的目标也包括了尽可能长时间地保证维持机体身体和精神上的功能。其中包括药物治疗、非药物治疗和科学护理三大支柱体系。

在药物疗法上，还分为两大类：一类是预防痴呆症功能障碍进一步发展的药物；另一类是改善和减轻精神状态、机体行动方面（也就是说与痴呆症相关的症状）的药物。但所有药物的治疗都是要有明确的指征的，其原因就是不同的痴呆症患者的心理状态和影响不同，治疗手段上也不能千篇一律。

所以在痴呆症的治疗上，非药物疗法和科学护理也必须给予足够的重视。顺便说一下，非药物疗法是指通过各种各样的活动，让痴呆症患者感受到真实的人生快乐，维持和发扬其还残存的肢体和精神上的功能；还有让患者感受到安心、安全，用以改善患者精神和机体行动方面症状的作用。

科学护理将在后面讲述。但需说明的是，它和非药物疗法一样，目的是让患者感受到安心、安全，用以改善患者精神和机体行动方面的症状。

这一点同样具有重要的意义。

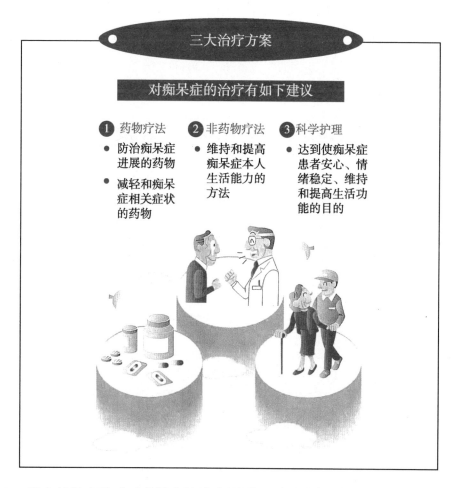

以上就是大致对于痴呆症的治疗原则。下面我们还会详细介绍阿尔茨海默病导致的痴呆症和脑卒中导致的痴呆症的治疗内容。

小知识：诊断流程

患者男，60岁，以记忆力减退半年为主诉来诊。家属诉患者近半年来记忆力减退，以近期记忆力减退为主，反应慢，时有迷路，丢三落四。

首先完善病史、既往史、个人史和家族史等，如有无其他症状，有无

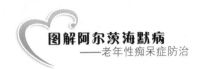
外伤和其他疾病，饮食习惯等；然后查体，进行血液检查（特别是维生素 B_{12}、叶酸、甲状腺功能、梅毒试验、HIV、肝肾功能）和影像检查等。

针对患者记忆力减退的主诉，做神经心理评估，可以先做简易智能精神状态（MMSE）等检查。患者 MMSE 5/30（总分 30 中得 5 分，下同），MoCA 6/30。初步诊断：痴呆，阿尔茨海默病？

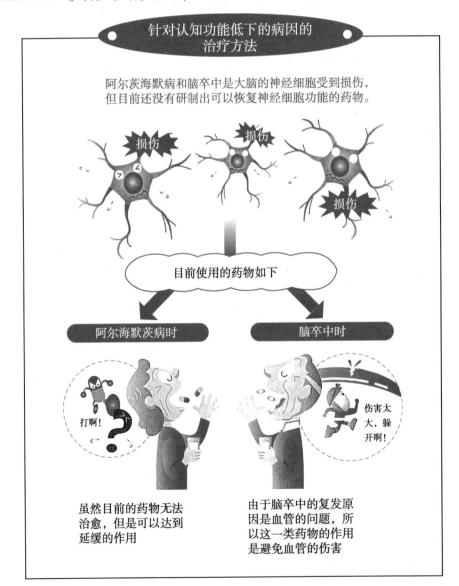

磁共振：脑萎缩，海马萎缩。

PET－FDG 和 PET－PIB。18F－FDG 和 11C－PIBPET 联合脑显像检查，已在欧美应用数年，被称为临床诊断老年性痴呆症的金标准，很多患者得到了早期诊断和及时治疗。通过检查，如果发现其额、颞叶代谢减低、弥漫性老年斑沉积，便可以诊断阿尔茨海默病（中重度）。

第二节　预防阿尔茨海默病导致的机体功能低下的药物

治疗病因，达到保持残留功能的目的

阿尔茨海默病或脑卒中都是脑细胞受到了损伤，但修复损伤了的脑细胞的药物目前还没有被开发出来。所以如前所述，目前的主要方法还是对痴呆症的原发病——阿尔茨海默病采取阻止其发展到痴呆症的治疗方法。但阿尔茨海默病的病因还没有完全明确，所以也没有针对阿尔茨海默病进行治疗的药物。但延缓痴呆症导致的功能障碍的药物已经开发了许多，因此乐观地看，尽可能长期维持残存的大脑功能极有希望。

另外，如前所述，脑卒中是由于大脑血管产生的伤害而造成了大脑细胞的损伤。因此在脑卒中发作后及时治疗就成了关键。脑卒中的反复发作会导致痴呆症的加速，所以要及时使用预防脑血管损伤的药物。

以上就是阿尔茨海默病和脑卒中患者分别使用药物的大致原则。因为

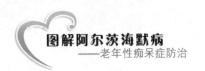
患者的情况不同，症状不一，而且随时会有新的药物问世，所以我们只是原则性地介绍各类药物的特点和使用原则。真正用药，必须到正规的医疗机构，求得医师和药剂师的指导，这样才会做到安全、有效。

延缓阿尔茨海默病进展的代表药物

对我们人类的各种活动进行着周密管理的是脑前额叶，而对记忆起着重要作用的是大脑的海马区。海马区对高度协调大脑各个部位起着关键的作用。另外，对于这种协调，脑细胞之间的神经传导介质也起着重要的支持作用。

然而阿尔茨海默病患者的大脑异常不仅仅包括脑萎缩、产生了"老年斑"和神经元纤维化，还包括用于学习、记忆的神经传导介质——乙酰胆碱的不足，这是近年来科学研究才发现的。所以目前胆碱酯酶抑制剂主要用于防止神经传导介质乙酰胆碱减少。

通常情况下，神经细胞间释放出来的、起着传递情报作用的乙酰胆碱是通过乙酰胆碱酯酶被分解掉的。这一类药物会抑制乙酰胆碱酯酶的作用，从而促进乙酰胆碱的作用，进而就起到了防止乙酰胆碱不足，延缓认知功能障碍发展的作用。据临床报道，这一类药物不仅可以改善认知功能，还可以提高欲望，并对防止抑郁状态的幻觉产生起到明显的效果。

目前治疗阿尔茨海默病有如下几类药物。

（1）胆碱酯酶抑制剂：通过抑制胆碱酯酶而抑制乙酰胆碱降解并提高活性，改善神经递质的传递功能。胆碱酯酶抑制剂是目前唯一得到验证的能够改善阿尔茨海默病患者症状的药物。

（2）谷氨酸受体拮抗剂：其药物机制尚未完全清楚，可能与其非竞争性地激动 NMDA 受体，从而保护胆碱能神经元免受兴奋性氨基酸毒性破坏有关。可用于中晚期阿尔茨海默病患者，研究显示它对中、重度患者整体转归、日常生活能力和行为有明显作用，其中妄想、激越或攻击性和易激惹是改善最明显的症状。

（3）其他药物：已有如吡拉西坦、尼麦角林、司来吉兰、长春西汀、维生素 E 和己酮可可碱等也可治疗阿尔茨海默病的报道，但疗效尚未得到证实。

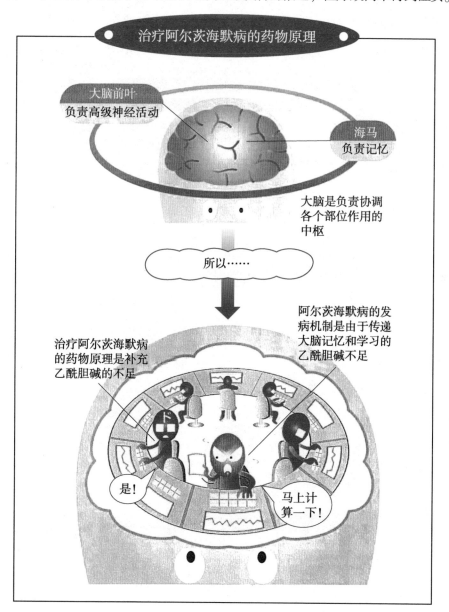

（4）对行为和精神症状（BPSD）的治疗：①抗精神病药物；②情感稳定剂；③抗抑郁药；④苯二氮䓬类药物。

不过如同我们多次讲过的那样，这一类药物不是治疗阿尔茨海默病的唯一药物。而且必须在临床医生的指导下方可使用。这样既可避免副作用的发生，又能及时判断是否停药，以防止认知功能的恶化。特别是家人，一旦发现患者在服用时出现了异常的变化，要及时和医生、药剂师沟通。

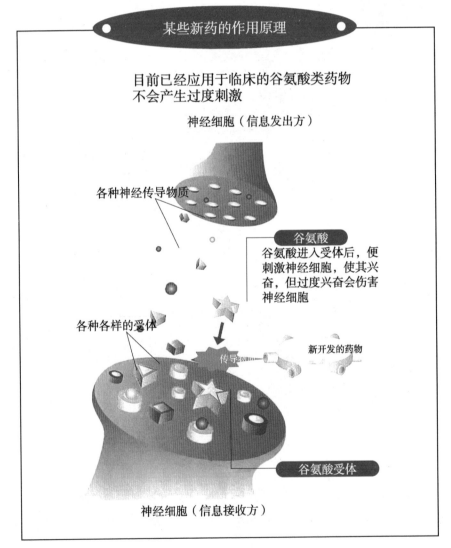

某些新药的作用原理

目前已经应用于临床的谷氨酸类药物
不会产生过度刺激

神经细胞（信息发出方）

各种神经传导物质

谷氨酸
谷氨酸进入受体后，便刺激神经细胞，使其兴奋，但过度兴奋会伤害神经细胞

各种各样的受体

新开发的药物

传导物质

谷氨酸受体

神经细胞（信息接收方）

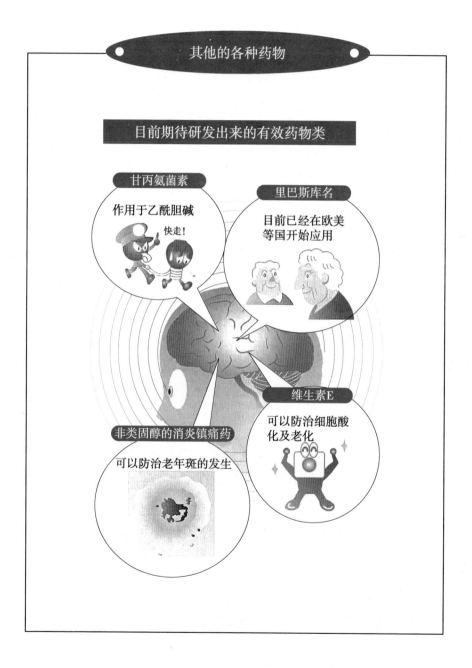

其他的各种药物

目前期待研发出来的有效药物类

甘丙氨菌素

作用于乙酰胆碱

快走！

里巴斯库名

目前已经在欧美等国开始应用

维生素E

可以防治细胞酸化及老化

非类固醇的消炎镇痛药

可以防治老年斑的发生

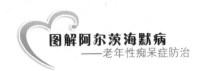

中医中药疗法

《灵枢·海论》说："脑为髓之海""髓海有余，则轻劲交力，自过其度；髓海不足，则脑转耳鸣，腰酸眩晕，目无所见，懈怠安卧"。老年以后气血亏损，营卫不调，五脏功能失和，清阳不升，浊阴不降，神明日损，加之精神刺激，喜、怒、忧、思、悲、恐、惊等精神失常，髓海为之损伤，日久引起本病。

阿尔茨海默病的神经病理改变是脑皮层弥漫性萎缩、沟回增宽、脑室扩大，组织病理学除额、颞叶皮层细胞大量死亡、脱失外，尚有以下显著特征：细胞外老年斑或轴突斑，细胞内神经元纤维缠结和颗粒空泡变性，称为三联病理改变。中医诊断及辨证分型如下所示。

（1）脾肾亏损

证候：表情呆板，行动迟缓，甚至终日寡言不动，傻哭傻笑，饮食起居皆需人照料。本证可兼头晕眼花、腰膝酸痛、气短、心悸等症。舌质暗淡，舌苔薄白，脉细弱或细滑，两尺脉弱。

治法：补肾益脾，健脑生髓。

方药：还少丹加减。方中熟地、枸杞、山萸滋阴补肾，肉苁蓉、巴戟天、茴香助命火补肾气；杜仲、怀牛膝、褚实子补益肝肾。而茯苓、山药、大枣、人参益气健脾而补后天；菖蒲、远志、五味子交通心肾而安神。老年人痴呆而舌苔黄腻不思饮食，中焦蕴有痰生者，宜温胆汤加味，待痰热去除，再用补法。

（2）脾虚痰阻

证候：终日不言不语，不饮不食，忽笑忽歌，忽愁忽哭，与之美馔不受，与之污秽则无辞，与之衣不衣，与之草本则反喜，重症者不能自理生活，其面色苍白或苍白不绛，气短乏力，舌体胖，舌质淡，苔白腻，脉细滑。

治法：治以益气健脾，化痰宣窍。

方药：洗心汤加减。方中人参、甘草培补中气；半夏、陈皮健脾化痰；菖蒲、半夏、陈皮以宣窍祛痰；附子协参草以助阳化气，脾正气健旺则痰阻可除；更以茯神、枣仁宁心安神；神曲和胃。本方补正与攻痰并重，补正是益脾胃之气以生心气，攻痰是扫荡干扰心宫之浊邪，再加养心安神之品，以治痴呆。

针灸治疗的原则为补气血，壮心肾，益髓海，开痰窍。

针刺治疗：选穴：第一组：哑门、劳宫、足三里、肾俞；第二组：大椎、鸠尾、三阴交、涌泉；第三组：哑门、十宣、手三里、太冲。三组穴位轮换交替使用，1日1次，细刺治疗。捻转进针法，留针10分钟，运用补的手法，每分钟运针1次，每次运针1分钟。15天为一疗程，每疗程间休息5~7天。

灸法：隔姜灸大椎穴，每次灸3~5壮，隔日1次，10次1疗程，间隔5天继续第2疗程，一般3~4疗程。

上述方剂和疗法也需要到专业的医疗机构，在医生的指导下使用。

治疗脑卒中导致的痴呆症药物的原则——针对危险因素的治疗

前面我们已经讲过了，治疗脑卒中导致的痴呆症要以防止脑血管意外的再次发生为重要目标。引起脑卒中的原因不外乎两大类型，即脑出血和脑梗死。因此临床上都是以预防这两点为重要手段。

引起脑出血的主要危险因素是高血压。所以首先应该管理好患者的血压。脑梗死和高血压、糖尿病、心律不齐的心房颤动、高脂血症等疾病有着非常密切的关系。所以要针对这类疾病进行管理与治疗；同时要注意定期检查，清除血管内的血栓。

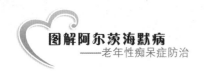
"抗血栓"及"抗凝"的药物

防止血栓形成的药物为"抗血小板"和"抗凝血"两类药物。它们均可以起到防止血栓形成的作用。

前者通过抑制具有凝固血液的血小板的生成和降低其凝血功能。通常使用的是阿司匹林。阿司匹林可以妨碍激活血小板活性的酶而造成血小板失去凝固血液的功能。

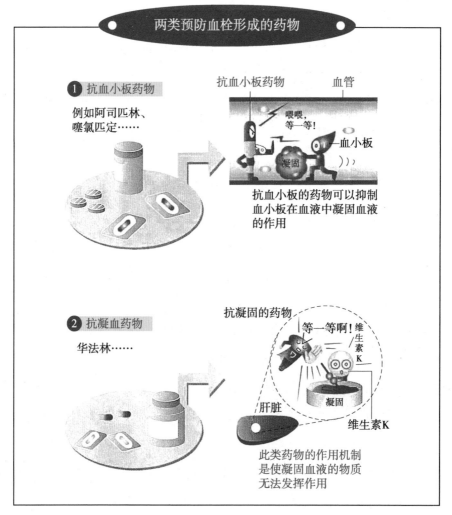

两类预防血栓形成的药物

① 抗血小板药物

例如阿司匹林、噻氯匹定……

抗血小板药物　血管
喂喂，等一等!
血小板
凝固

抗血小板的药物可以抑制血小板在血液中凝固血液的作用

② 抗凝血药物

华法林……

抗凝固的药物
等一等啊!维生素K
凝固
肝脏
维生素K

此类药物的作用机制是使凝固血液的物质无法发挥作用

后者是通过影响凝血过程中的某些凝血因子阻止凝血过程的药物，可用于防治血管内栓塞或血栓形成的疾病，预防中风或其他血栓性疾病。其代表药物为非肠道用药抗凝血剂（如肝素）、香豆素抗凝血剂类（如华法林）等。

另外，肝脏也可以生成具有凝血作用的维生素 K。而香豆素抗凝血剂类正是通过妨碍肝脏生成并抑制维生素 K 由环氧化物向氢醌型转化，从而阻止维生素 K 的反复利用，影响含有谷氨酸残基的凝血因子 II、VII、IX、X 的羧化作用，使这些因子停留于无凝血活性的前体阶段，从而影响凝血过程。

这类药物在使用剂量上有着严格的指征，所以也必须在医生的严密观察和指导下使用。

第三节 对症的药物

抗抑郁药物

我们在前面介绍了防止认知障碍进展的代表药物，本节将介绍减轻痴呆症相关症状的药物。首先应该提出的就是抗抑郁症的药物。

抗抑郁症的药物也有很多种类，常用的有单氨氧化酶抑制剂、三环类抗抑郁药、四环类抗抑郁药及最新的 SSRI－选择性 5－羟色胺再摄取抑制剂。这些药物都起到了改善神经细胞之间的传导物质浓度的作用。但每个人对各类的药物效果有所不同，还会产生不同的副作用，如恶心、呕吐、腹泻、头痛。有些药物在突然停止服用后还会产生不安、焦躁感、情绪不稳、眩晕等症状，所以也必须在医生的严密观察和指导下使用。

改善抑郁状态的药物

抗抑郁的药物有许多种类，痴呆症患者常常使用的药物作用是增加细胞间五羟色胺的浓度，用以改善抑郁状态

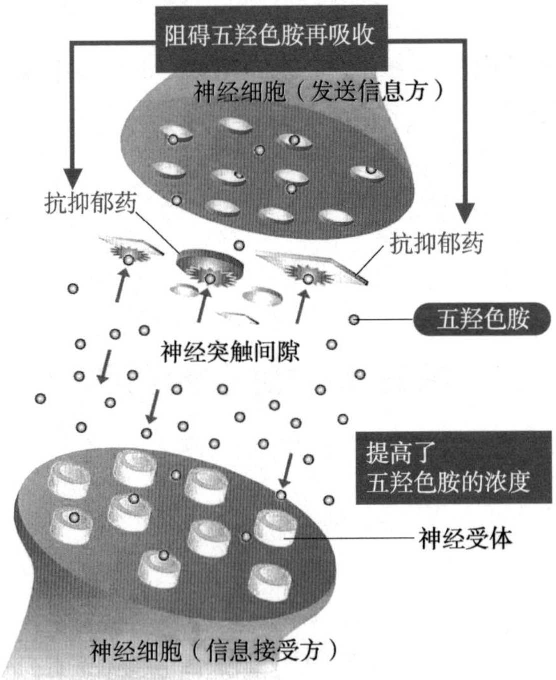

阻碍五羟色胺再吸收

神经细胞（发送信息方）

抗抑郁药

抗抑郁药

五羟色胺

神经突触间隙

提高了
五羟色胺的浓度

神经受体

神经细胞（信息接受方）

主要的抗精神病、抗痉挛药及其副作用

抗精神病药

（ 氟哌啶醇 ）：震颤、肌肉僵硬、视无定力、失眠、焦躁感、痉挛、唇周围或手足无意识抖动等

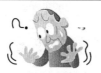

（ 硫必利 ）：嗜睡、眩晕、步履蹒跚、失眠、震颤、语言障碍、不安、焦躁感、头痛、乏力感等

（ 里斯佩利冬 ）：震颤、咽喉容易感觉发堵、视无定力、嗜睡、痉挛、脉搏加快等

抗痉挛药

（ 丙戊酸钠 ）：嗜睡、步履蹒跚、恶心、呕吐、食欲不振、出鼻血、贫血等

（ 卡马西平 ）：嗜睡、步履蹒跚、眩晕、发疹子、心功能不全、肝功能低下急性肾功能不全、贫血等

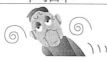

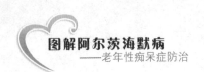

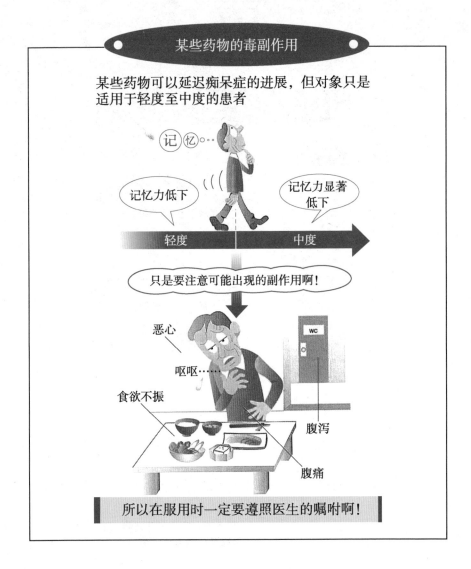

抗妄想症、幻觉症、产生攻击性的药物

痴呆症患者不仅会患上抑郁症，而且还大多患有妄想、幻觉或者出现徘徊或攻击性行为。针对这样的症状，就要使用抗精神病和抗痉挛的药物。目前认为这些症状都是大脑的异常兴奋导致的，所以这两类药可以起到抑制这种异常兴奋的作用。

抗精神病药物主要有9大类、40余种，其中常用的有吩噻嗪类、硫杂蒽类、丁酰苯类、苯甲酰胺类和二苯氧氮平类；抗痉挛的药物目前有盐酸乙哌立松、巴氯芬、盐酸替扎尼定等。但这些药物都会有不良反应，例如发烧、肌肉强直以及交感神经症状（便秘、小便困难、口干、低血压、站立性眩晕等）、反复性意识障碍，所以也必须在医生的严密观察和指导下使用。尤其是高龄者对药物的代谢缓慢，更要慎重服用。

另外，患者产生的妄想、幻觉或者出现徘徊或攻击性行为常常会因为对周围人的不满心理而发作，所以为这样的患者营造平和的环境也非常重要。

第四节　什么是非药物疗法

恢复信心的心灵慰藉

过去认为，痴呆症的继发症状是由于大脑发生了病变后会导致大脑功能的全面低下而导致。但是近年来由于科技的进步，医学科学家发现痴呆症患者的不良心理状态会大大地影响继发症状；而且由于患者与社会严重的脱节和接受过度的护理而使得残留的功能无法被激发出来，这些都会对痴呆症的进展产生不良的影响。

因此，我们一定要重视药物无法替代的"非药物疗法"。这些内容很多，我们只能原则地讲述一下。

要制造适应痴呆症患者功能的环境，尽量让他们参与到团体活动中来。

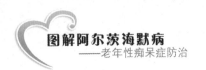

①让他们"找到"和辨认自己的居住地点，找到的是归属感和安心感；

②让他们在参与活动中体会到"我还可以做到啊"，使他们得到对自我的肯定；

③给予一定的心身刺激，以维持残留着的机体的一些功能。

以上都是丰富痴呆症患者内心世界的重要手段。下图就是各种方法的介绍。

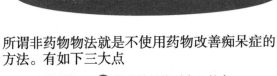

所谓非药物物法就是不使用药物改善痴呆症的方法。有如下三大点

❶熟悉并且找到自己的家

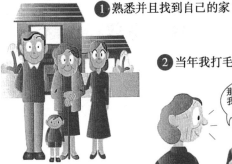

❷当年我打毛衣很棒哦

那就教教我吧……

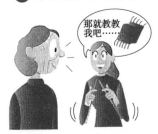

❸经常给予患者心身良好的刺激

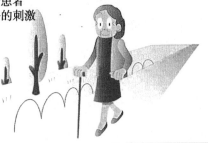

通过刻意制造以上良好的环境条件，使患者生活在一个充满愉悦的氛围之中

回忆过去，恢复自尊的"回想法"

一般说来，高龄者都爱回忆过去。我们也鼓励这样的回忆。因为这样做可以达到患者确认自己曾经"光辉而骄傲"的历程，提高他们的自信心，使他们更加喜欢融入受到赞赏的社会中来。另外，如果还有同龄者的话，患者会感受到"我和具有同样经历的人在一起"和"我们有着共同语言"的喜悦，可消除高龄者时期特有的不安，使其在情绪上平和起来。

这就是利用回忆的方法——"回想法"，包括让痴呆症患者处于同伴的环境里，周围都是他原先熟悉的环境，如房间里不变的摆设等；让他观看收录了过去的录像带、照片。虽然痴呆症患者的记忆力都不可避免地发生下降，但他们一旦回想起过去的事情和人，会引起可以触发记忆的实像，许多患者都会激发出他们残留下的记忆功能。

根据一些调查，在采取"回想法"前后对比发现，在平均82.6岁的高龄者中，可以提高近70%的记忆力；而且表情比以前有所丰富、欲望也有所提高，当然对患者的心理和大脑也起到了良性的影响。

使用让患者心情愉快的"回想法"

所谓"回想法",就是通过回忆,让患者恢复其自尊心,提高心情的愉悦程度

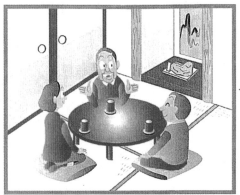

◀ 过过我们一家人非常和睦,那个情景真是令人难忘啊……

看电视…… ▶
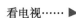
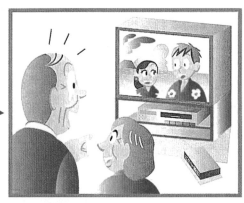

据调查,通过这样的"回想法",可使得痴呆症患者的表情越发丰富起来,也提高了他们的生活欲望

刺激功能恢复的"定向法"

随着痴呆症的进展，痴呆症患者渐渐地会对时间、日期、对方和自己的关系等糊涂起来，对判断眼前发生的事情也发生了困难。但是如果给予患者活化认知功能的机会，就会起到激活大脑尚残留的功能、减轻判断错误的可能性。所以我们考虑对患者采取"定向法"。

这种疗法是针对患者对时间、地点、状况、人物、因果关系等定向指定的方法，提高激活他们认知功能的能力。比如对房间、大门备注上非常显眼的标记。

另外，就是让患者参与集体的活动，不断讲述时间和地点，强化他们的印象。例如现场的指导者反复询问"今天是几月几号？""今天北京是否下了大雨？"，提供对今天有着明显特点的事情的话题；或者让患者相互自我介绍，或者让某个患者介绍他人。

通过这样的形式，让患者辨认相互之间的关系，就是使用和强化他们的认知功能。

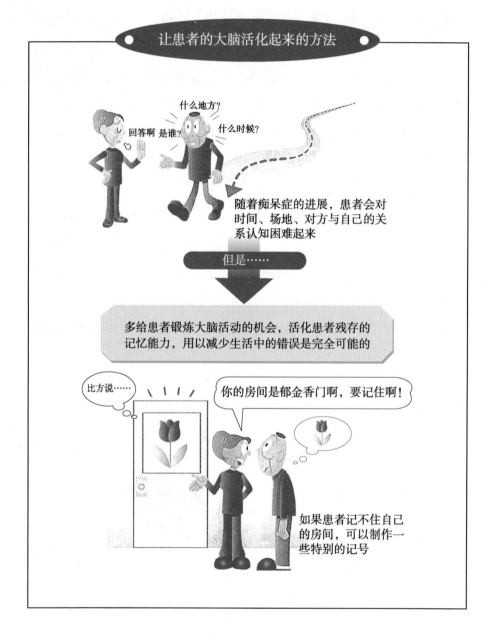

训练恢复日常生活的"恢复法"

所谓"恢复法",就是使机体发生了行动障碍的人恢复到相对正常、可以自我料理日常生活的能力的训练。该训练也适用于机体正常、但患有痴呆症的人,虽然其设备和症状与痴呆症患者不一样,但同样可以达到理想的效果。

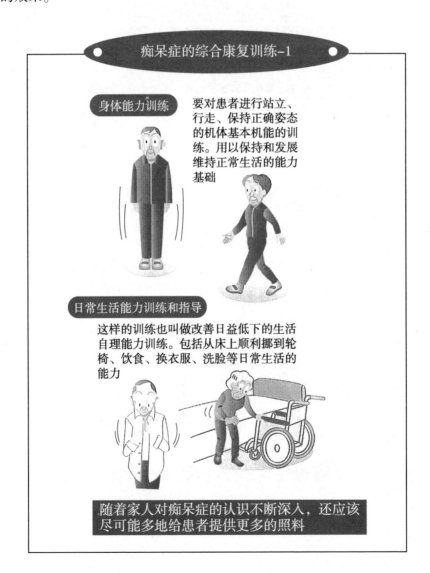

痴呆症的综合康复训练-1

身体能力训练

要对患者进行站立、行走、保持正确姿态的机体基本机能的训练。用以保持和发展维持正常生活的能力基础

日常生活能力训练和指导

这样的训练也叫做改善日益低下的生活自理能力训练。包括从床上顺利挪到轮椅、饮食、换衣服、洗脸等日常生活的能力

随着家人对痴呆症的认识不断深入,还应该尽可能多地给患者提供更多的照料

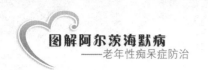

有几种简单有效的运动，能延缓脑神经细胞的硬化，可预防阿尔茨海默病导致的老年性痴呆症。

1. 每天清晨及傍晚在空气清新的地方快步走一小时：快步走可以运动腰下部的肌肉，提高摄氧量，有助于刺激脑细胞，防止脑细胞退化，对老年性痴呆症的预防有理想的效能。

痴呆症的综合康复训练-2

训练活动

让痴呆症患者经常开展诸如手工艺、园林艺术的活动。或者开展适合提高痴呆症患者残存的能力、充满趣味的生活化活动

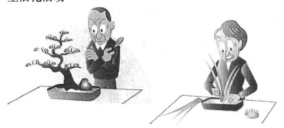

集体训练活动

以小组为单位的运动、音乐、舞蹈及各种创造性的活动。另外，经常参加生日会等，也可以起到心身愉悦、增加人际交流的功效

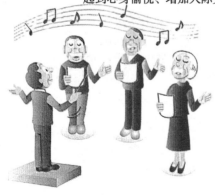

2. 经常做手指动作的头脑体操：经常做双手十指指尖的细致活动，如手工艺、雕刻、制图、剪纸、打字，以及用手指弹奏乐器等，能使大脑血液流动面扩大，促进血液循环，有效地按摩大脑，能帮助大脑活泼化，预防痴呆。

3. 经常使用手指旋转钢球或胡桃，或用双手伸展握拳运动：手指是大脑最突出部分。如经常做上述运动，可刺激大脑皮质神经，促进血液循环良好，增进脑力灵活性，延缓脑神经细胞老化，可预防痴呆。

4. 实施头颈左、右旋转运动：这种运动不但可使上脊椎的转动变得滑顺，预防老年人罹患椎骨脑底动脉循环不全的病症，还可延缓脑动脉硬化，预防老年性痴呆。

其方法是先将头颈缓慢地由左向右旋转 100 圈，再将头颈由右向左旋转 100 圈，随时随处可做，方法简易，效果显著。

手指操简单、方便、易行，尤其对老年人较为适合。从中医观点来看，手上集中了许多与健康有密切关系的穴位，联系着全身的内脏，适当地刺激这些经络穴位，有助于保持健康，某些症状也可以得到改善。经常以手指为中心进行各种活动，可以使大脑皮层得到刺激，保持神经系统的青春活力，对老年性痴呆症可起到预防作用。

5. 学习疗法：让患者自己独立完成简单的计算题，书写简单的汉字，可以先从小学生低年级的程度开始。我们的大脑顶部的颞叶，是掌控我们的记忆、思考、行动等高度精神活动的中枢。而学习法可以最大限度地强化大脑的颞叶功能。根据实验调查，这样的学习法还可以对痴呆症患者起到延缓痴呆症进展的作用。

6. 动物疗法：带着患者到有兽医师和志愿者所在的动物饲养处，要求他们和温顺的小动物来个"亲密接触"。触摸动物而得到的刺激，使机体和精神都会得到莫大的精神慰藉，进而改善患者的认知功能和心理状态。

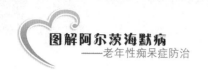

7. 音乐疗法：音乐的韵律、和声、旋律都会给患者带来良性刺激。特别是应激力功能低下、具有攻击性语言或行为的痴呆症患者，参与音乐疗法可以最大限度地改善他们的不良言行。

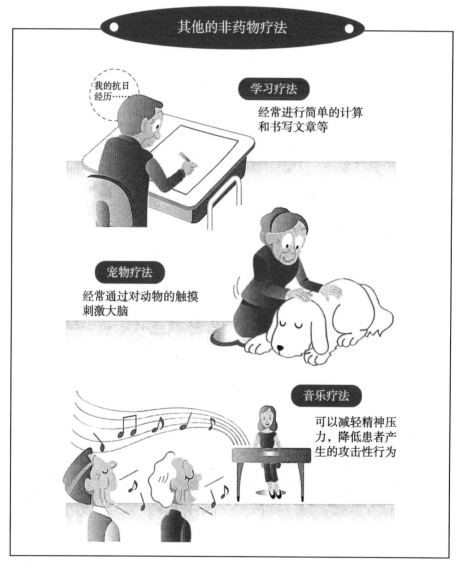

其他的非药物疗法

我的抗日经历……

学习疗法
经常进行简单的计算和书写文章等

宠物疗法
经常通过对动物的触摸刺激大脑

音乐疗法
可以减轻精神压力，降低患者产生的攻击性行为

8. 饮食疗法：饮食疗法在我国具有悠久的历史，对于患者来说也是非常容易做到的。建议患者自己制作，这样既可以增加兴趣，又锻炼了脑和

手的协调功能。

对于痴呆症患者，强调做到"三定、三高、三低和两戒"，即定时、定量、定质，高蛋白、高不饱和脂肪酸、高维生素，低脂肪、低热量、低盐和戒烟、戒酒。神经细胞活动和记忆需要足够的蛋白质、能量、卵磷脂、胆碱、维生素、钾、钠、磷及微量元素，所以应注意营养要素的补充。

第五节　针对阿尔茨海默病及
脑卒中其他病因的治疗

手术摘除血凝斑块——发生硬膜外血肿时

我们已经介绍了痴呆症的药物疗法和非药物疗法。前面我们还讲过"痴呆症是可以治疗的"。下面我们就介绍一下痴呆症的治疗方法。

我们在前面讲过了慢性硬膜下血肿，这是一种在头骨内侧和硬膜之间发生血肿的疾病。痴呆症正是由于聚集的血肿（血块）压迫了大脑的周围组织而导致的。因此要治疗痴呆症就必须摘除这个血肿（血块）。摘除血肿的方法有两种，一种叫做"开颅摘除血肿法"，另一种叫做"穿颅摘除血肿法"。顾名思义，前者是开颅摘除血肿，而后者是在头骨上打开一个或数个小孔，然后插入一支管子，吸出血肿，然后再用生理盐水冲洗的手术。这个手术不需要全身麻醉，大多采取局部麻醉的方法，因此临床上多施行这样的术式。这在脑外科里也是比较简单的术式。虽然这样的术式比较简单，但如果疾病复发，通常就得采取开颅的术式了。

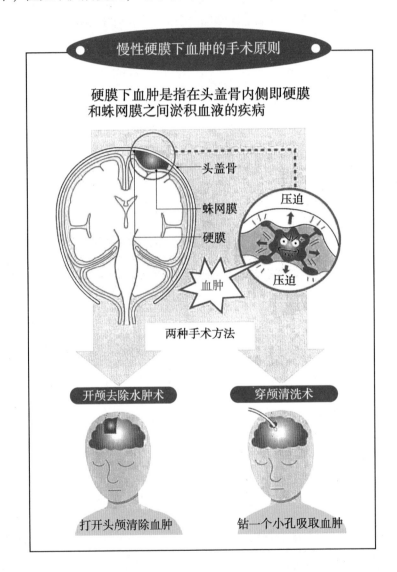

慢性硬膜下血肿的手术原则

硬膜下血肿是指在头盖骨内侧即硬膜和蛛网膜之间淤积血液的疾病

头盖骨
蛛网膜
硬膜

压迫
压迫

血肿

两种手术方法

开颅去除水肿术

穿颅清洗术

打开头颅清除血肿

钻一个小孔吸取血肿

手术建立脑脊液旁路——颅压增高的情况下

前面我们讲过，导致颅压增高的原因是脑脊液在脑室存留过多，导致脑室扩大。通常情况下脑脊液在脑室和脊髓管中呈现循环的状态，因此脑室里的脑脊液保持着动态的平衡。但因为各种原因导致循环不畅，脑室里的脑脊液存留过多，而且充斥在脑室里，导致脑室扩大，压迫了大脑的沟回，于是就发生了痴呆症。

建立脑脊液的流通旁路就是将多余的脑脊液排出，解除脑压的手术。这种手术叫做"脑脊液分流术"。这种手术有三种方法：一是将脑脊液从脑室分流到腹部；二是将脑脊液从脑室分流到心房；三是将脑脊液从腰部的髓管分流到腹部。临床上多采用方法一。

在采取方法一的情况下，首先将头骨打开一个小孔，将一个小管深入到脑室里；再将这支小管的另一端通过腹部的皮下，引导到腹腔里。引出一定量的脑脊液，可以减轻脑室的压力；在头部安装上防止倒流的装置后，手术即告完成。

这样一来，脑室就恢复了原来的大小，大脑的功能也就随即恢复了正常。只是如果痴呆症还在发展中，就很难产生满意的效果。所以对于痴呆症的早期发现、早期治疗是非常重要的。

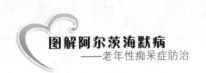

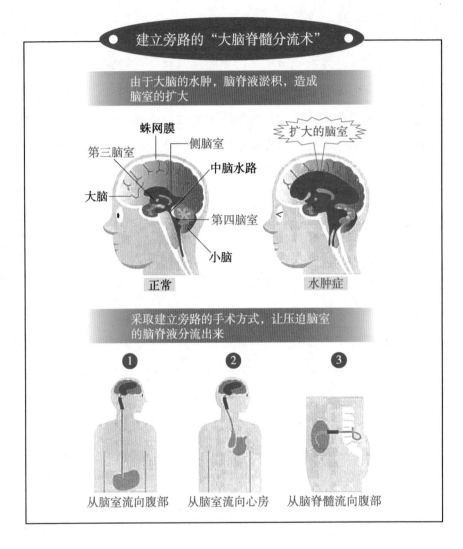

建立旁路的"大脑脊髓分流术"

由于大脑的水肿，脑脊液淤积，造成脑室的扩大

蛛网膜

扩大的脑室

第三脑室

侧脑室

中脑水路

大脑

第四脑室

小脑

正常

水肿症

采取建立旁路的手术方式，让压迫脑室的脑脊液分流出来

❶ ❷ ❸

从脑室流向腹部　　从脑室流向心房　　从脑脊髓流向腹部

其他疗法

目前还有针对痴呆症的原发病（大致有两种，即甲状腺功能低下和脑肿瘤）的治疗方法。

○甲状腺功能低下：这种疾病也会出现类似痴呆症的症状，如屡屡出现失忆或恍惚状态等。这是由于患者的甲状腺激素分泌不足导致机体的新陈代谢下降。补充甲状腺激素是解决之道。

患者补充了甲状腺激素后，明显改善的症状是出汗和疲劳感大为减轻，但患者必须终身服药。

〇脑肿瘤（良性肿瘤）：由于脑肿瘤压迫了大脑的沟回而导致了痴呆症的发生。一般是采取手术的方法摘除肿瘤；对肿瘤进行 X 射线的放射治疗也是可以的；或者给患者用抗肿瘤药也有一定的效果。总之，要根据患者的实际情况采取不同的方法。

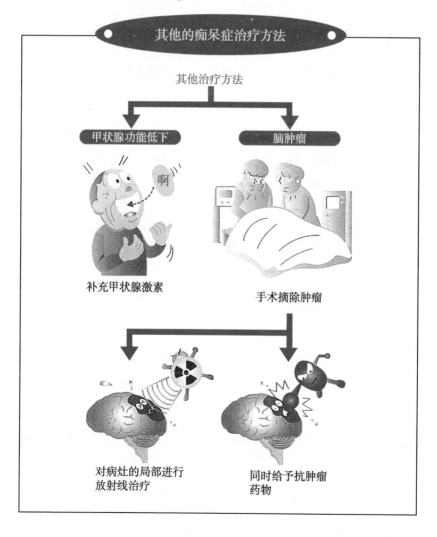

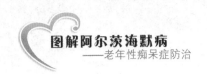
小知识：脑多普勒测定

人到了中老年，脑卒中一类的疾病就成了常见的脑病了。对于这样的人，定期到医疗机构检查脑部就是非常必要的了。

对中老年人进行的检查，包括眼底和血液检查，心电图检查；而脑部的检查则是直接了解脑部的正常或异常状态的方法。

作为脑部的检查，包括了 CT、MRI（核磁共振成像术）。

所谓的脑部检查，目的是为了查出：由于脑动脉瘤导致的蛛网膜下腔出血的早期发现；发现初期的脑动脉硬化和狭窄。

也就是说，如果没有及时（早期）发现，将来发生脑卒中的可能性极大，而且还可以及时（早期）发现和阿尔茨海默病有关的脑萎缩。

如果早期发现了脑卒中的萌芽状态，进行适当的预防和治疗，就可以避免或减轻由于脑卒中引发的阿尔茨海默病的发生或减轻其症状，同时也可以对没有任何症状的脑梗死和初期的阿尔茨海默病起到积极的预防和治疗作用。

第三章

和阿尔茨海默病患者交往的方式及照料方法

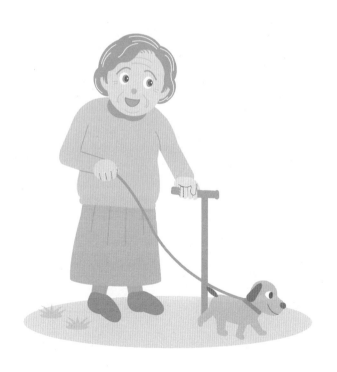

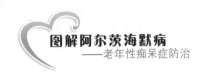

第一节　照料方和被照料方的愉快合作

让阿尔茨海默病患者和自家人在一起

过去人们对阿尔茨海默病的认识就是认为得了这种病后"什么也不知道了"。但近年来随着医疗科学的进步，发现即使阿尔茨海默病在进展中，也还残留着情感、心身的丰富能力。

因此目前，许多机构开始对阿尔茨海默病患者采取了尊重其个性、尽可能地让患者生存在患病以前的状态中，以尊重人类的自尊为出发点进行照料。这就意味着让患者处于和整个家族在一起的"居家照料"，是照顾、养护阿尔茨海默患者的重要手段。

但是，这样一来，"居家照料"就会给整个家族带来身体和精神上的沉重负担。这样也就会降低了"居家照料"的质量和水平。于是家族是否自愿接受具有压力的"居家照料"形式，成为了现实问题。

为了打破这样的难题，国内的一些基层社区也采取了对于"居家照料"的政策优惠。我们相信，随着社会特别是政府对阿尔茨海默病的认识进步，出台优惠的政策只是时间问题。

建立家族合作的机制

"居家照料"的确会给当前的正常家庭生活带来无尽的压力。这样的压力在不同的家庭表现为不同的难题。

随着阿尔茨海默病的进展，患者的记忆力会越来越低下，而照料者对患者的需求判断也会越来越困难。这样的情况下，发现患者处于危险状态并且加以正确的照料就显得尤为重要，特别是患者的饮食和排泄等日常生活更为重要了。

所以在这样的情况下，仅仅靠一个人照料显然是不够的，这就必须借助于专业机构的人员和设备进行照料。因为只靠一个人（一般会是主妇）的孤军奋战，其身心健康会受到很大的压力，结果很可能是两败俱伤。

在同一个家族或者家庭里，每个人还都有着各自的事情。均等化的分工也不是上策。那么我们考虑一下，如果是同一个家族中都有这样的实际困难，可不可以组成一个合作体来积极应对呢？

同时，旁人对照料者的安慰和关心也是非常重要的。这样的结果，是照料者和整个家庭或家族双赢的局面。

了解和阿尔茨海默病患者交往的方式

除了设法建立起居家照料的机制外，建立起家族合作体也是办法之一。那么首先就要了解和阿尔茨海默病患者交往的方式。

得了阿尔茨海默病以后，随着患者的记忆力和认知力的下降，他们对于事物的判断失误概率也大为增加。由于判断的失误，患者首先出现的就是经常发生离家出走而无法辨别回家的路线。"都是这个病惹的祸"，话是这么说，但由于家庭成员对患者以前健康的情景历历在目，熟悉了原来健康时的性格，因此免不了常常会对患者的错误言行大为恼火。

这样一来，患者对家庭这种环境将会处于混乱的意识之中，从而导致阿尔茨海默病的恶化，反而会给家庭带来更多的麻烦和护理难题。

当然，对于一个家庭来说，对阿尔茨海默病患者的照料是一个全新的课题。他们经历多次失败才会走到正确的照料轨道上来，渐渐地适应了患者的这种状态。但如果了解了怎样和阿尔茨海默病患者进行正确交往的方式，就会达到事半功倍的效果，缩短和阿尔茨海默病患者交往的距离，减轻家庭的压力和矛盾。下面就是我们应该明白的正确做法。

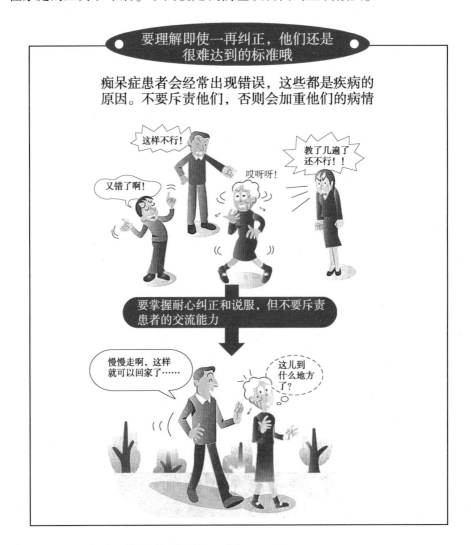

掌握阿尔茨海默病患者的心情

任何人都是有情感的，所以一旦听到中伤性的话都会生气。但正常人有些时候会在愤怒的时候根据当时情形不同而压抑愤怒的发泄，这叫保持理性。

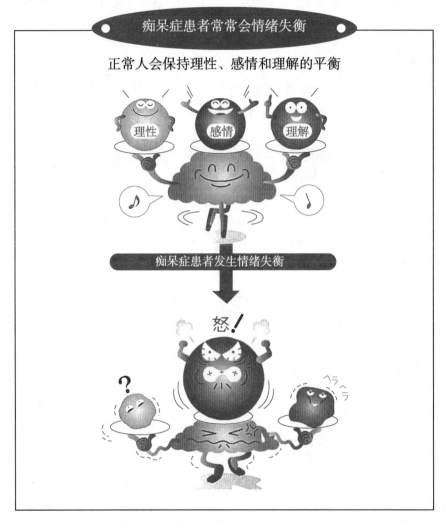

但是如果患上了痴呆症，这种克制就无法实现了。患者希望保持一定的情感，但由于脑部的病变首先从记忆能力开始衰退，判断力开始低下，当然其理性就无从谈起，而且情感的正确表达也变得非常困难。所以从某种意义上讲，痴呆症患者已经不是依照正确的情感表达行事的人了。

痴呆症患者也不是随时都是随心所欲的人。他在还残存着判断力的时候，会对自己所做的一些事情存有羞耻感，会意识到"自己已经不是当年的

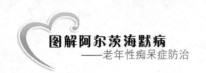

自己了"，而且将会因此陷入不安的感觉之中。所以对痴呆症患者采取适当的关怀和照料，对帮助他们尽可能多地保持着正确的判断力是非常重要的。

与阿尔茨海默病患者接触时的基本方式

在我们理解了痴呆症患者的心理状态后，那就使用下面我们介绍的方法实践一下吧。但还应该根据不同患者的现状和特点适当地加以调整。

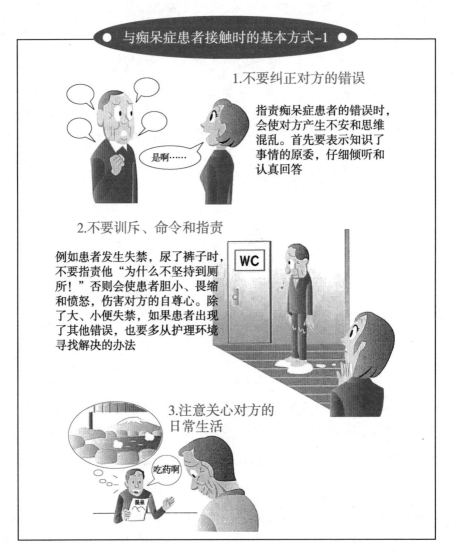

与痴呆症患者接触时的基本方式-2

4.用平静的语调谈话

高声调和尖锐的语调
会引起对方的思维混
乱和精神紧张。要用
和缓的语调慢慢地和
对方对话

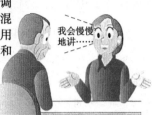

我会慢慢
地讲……

5.尽可能地帮助对方

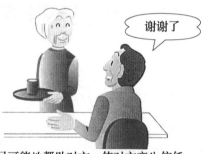

谢谢了

尽可能地帮助对方，使对方产生信任
和感谢的心态，让对方产生受到尊重
的情感

第二节　日常生活的照料

根据疾病的进展把握好照料的适当尺度

如果是一个健康的人，那么他的进食、排泄和洗澡等日常活动都是没

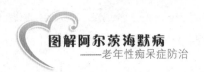
有问题的，但是痴呆症患者会随着疾病的进展而变得日益困难起来。如果再有脑卒中后遗症或者伴有其他疾病或是一名高龄者，其身体功能已经下降，日常活动则变得日益困难，必须有人给予支持和护理援助。

然而，虽然患者的日常生活变得困难了，但痴呆症初期判断事物的能力还没有完全消失，如果治疗和护理过度，他们自助生活的能力就会渐渐退化。此外，对于患者自立生活能力的自尊心，也是照料者必须考虑的。

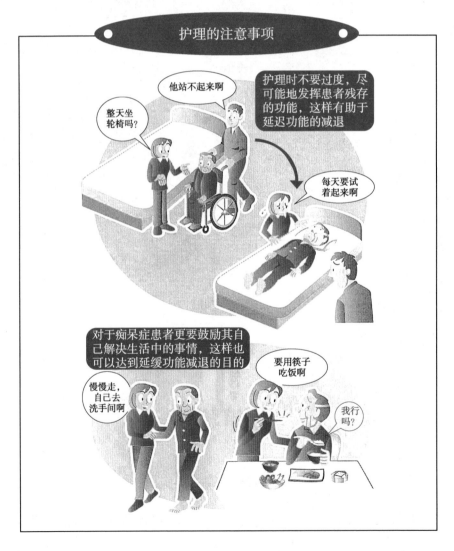

在进行日常生活的照料时，照料者一定要把握好适当的尺度，比方说要随时了解患者病情的进展和身体健康的状况，他"还能做什么，已经不能做什么"，以便采取适应的照料方法，这一点非常重要。

饮食的照料——初期给予必要的照料

大多数场合下，轻度痴呆症患者还不需要对进食进行特别的照料。

但是如果高龄者牙齿脱落或唾液分泌液减少，进食就会发生困难。这样的情况下，极有可能会发生食物阻塞在咽部而造成窒息；或者因为食物不慎进入气管而造成肺部感染。所以安全进食就成为这个阶段的重要事情了。

在调理膳食方面，要注意米、面一定要软；面条要保持4~5厘米长为宜；鱼要剔除鱼骨；炖菜的食材一定要切成蚕豆大小、煮烂；汤料一定要放至温热，不要过热等等。

在痴呆症初期，不要一味地"照料"而导致患者还残留的功能慢慢退化。所以尽可能地让患者自己顺利进食，也是保护他们的自尊心，这可是非常重要的哦！

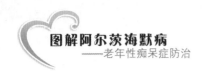
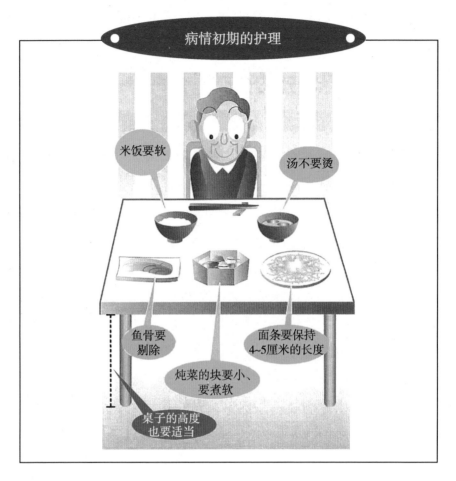

饮食的照料——病情进展时期的照料

痴呆症的病情一旦进展，患者就只能吃到放在自己眼前的饭菜，当然还会发生直接用手去抓饭菜吃的情形。在这样的情况下，就得去纠正他们吃饭的能力。

在患者只能吃到眼前的饭菜时，就要不断地把旁边的饭菜不停地移动到患者的目光所能顾及的地方。但是要注意，当患者正在聚精会神地进食时，这样的移动恐怕会招来他们的不安和愤怒。因此，一定要判断患者的表情变化，尽可能装作若无其事的样子把饭菜移动到他们的手边。

当患者出现用手抓饭菜吃的时候，首先要和蔼地对他们讲："即使用手抓着吃饭，也一定要坚持自己吃完啊"。这样的语气是很重要的。另外，为了保持营养均衡，最好把饭菜混合在一起，避免患者挑食，但要做成一口就可以吃下去的大小。比方说做成肉或素的丸子、饺子、小包子等等。

在一个家庭里，家属看见患者用手抓饭菜吃也许会很恼火。但对已经忘记了使用筷子和勺子吃饭的痴呆症患者来说，他们已经只剩下"自己能吃饭"的"技术"了。

要理解并充分认可患者的这一点，可以使痴呆症患者安心，家庭的氛围也会快乐一些。

照料患者进食的注意事项-1

1.使用汤勺时的注意事项

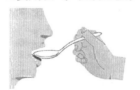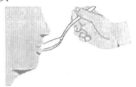

在使用汤勺帮助患者进食时，注意不要将汤勺伸入太深，因为那样会妨碍对方舌头的转动，影响进食。把汤勺放在舌头的前方，闭上嘴后，从斜上方轻轻抽出来

2.随着对方的进食速度慢慢来

高龄者的咀嚼功能都会下降，唾液也会分泌减少，进食的速度就会变慢。所以着急喂食会误入气管。要随着对方的进食速度慢慢来

3.不断地提示饭菜的味道

帮助喂食时，要经常提问对方饭菜的味道。这样可以观察对方的进食情况。切不可以只默默地喂食，以防影响对方的食欲

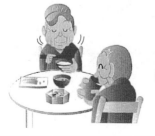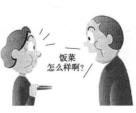

饭菜
怎么样啊？

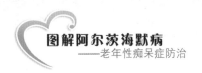

饮食的照料——已经不能自己进食的照料

随着痴呆症的进展，有的患者已经不能进行自己吃饭的行为了，这时就得帮助患者吃饭。即使痴呆症没有进展，但作为脑卒中后遗症来说，患者的手指也会出现麻痹。这样一来，不仅吃饭，就连睡觉也得照料了。

照料患者进食的注意事项-2

1.喂食前，可以稍微给点儿水

由于高龄者的唾液分泌减少，经常会口干，吞咽困难，所以可以在进食前多少给点儿水或饮料，湿润喉咙

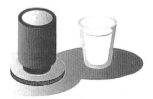

2.注意每次喂食的量和温度

高龄者的口腔温度感觉会降低，所以进口的食量要尽可能小一些，温度在40~50℃为宜

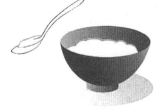

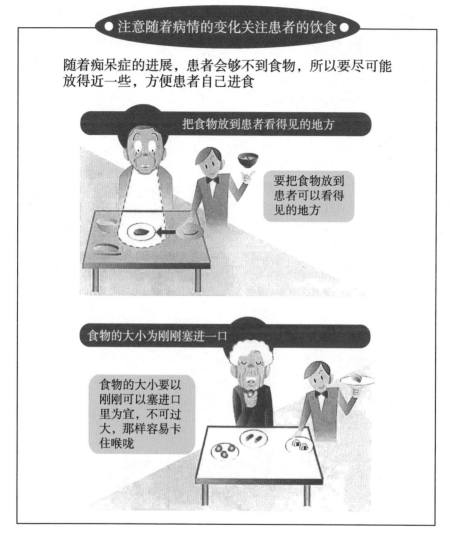

如厕的照料——基本的精神准备

随着痴呆症的发展，加上患者特有的机体变化，患者会慢慢地忘记厕所的地点和使用方法，有时不免尿到地上、被子里或者在厕所以外的地点随意大、小便。

痴呆症患者希望自己可以独立解决上厕所的问题，患者也会因为自己的如厕失败而感到羞耻不已。

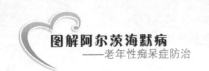

所以，在对待痴呆症患者如厕的问题上，首先要理解他们是非常重要的。当然我们也会见到因严重的如厕失败而导致心理和机体焦躁的患者。我们要知道，一旦换上了很方便的"一次性纸尿裤"后，患者的如厕功能将会彻底丧失。所以，即使是想减轻护理的负担，在患者如厕的问题上，也要尽力保留他们残存的这种功能为宜。最大限度地帮助患者完成如厕是非常重要的。

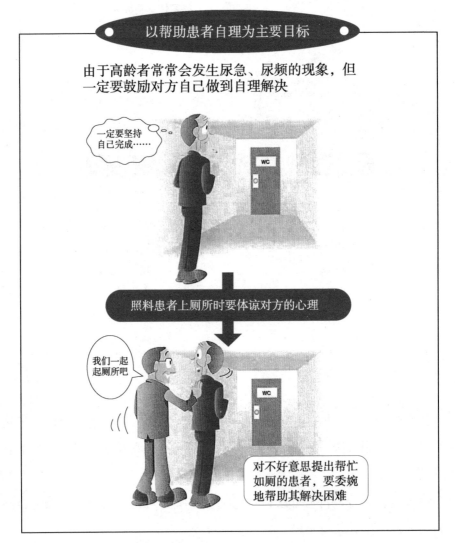

如厕的照料——可以自己如厕时，创造环境条件

痴呆症患者如厕的失败是有原因的。明白这一点并改善相关的问题，帮助患者独立完成如厕是很重要的。

例如，使用坐便器时尿在了地上和患者解脱衣服慢是有关系的。这样的话，给患者穿着容易解开的衣服就很重要了。

另外，坐在坐便器上，正常人没有关系，而患者会产生不稳定的担心。所以最好在坐便器的周围安装上适合患者手扶高度的扶手；为了防止尿在地上造成污迹，也可以在相应的地方加上地漏；已经不会坐准确位置的患者，还可以在地上画上一对脚印，让他坐的时候有一个参照物。

为患者创造适宜排泄的环境和条件

帮助患者的第一步，是要创造一个适宜的环境和条件

1 穿着上要便于患者脱和穿

2 安装适合患者高度的**扶手**

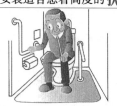

3 在位置上要标注明显的**记号**

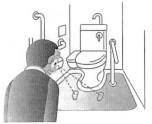

原则就是不会造成伤害又方便

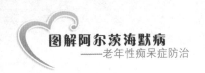

如厕的照料——小便失禁的对策

有一天，患者的小便突然发生失禁了……对家庭来说，会是一次很强烈的冲击。但实际上，受到更强烈冲击的是患者本人！因为小便的失禁，会使患者本人产生强烈的失败感和羞耻感。在这样的情况下，首先应给患者换好衣服，而不是去指责患者；然后再找找原因吧。

有了尿意和尿感后来不及赶到厕所是原因之一。这样的情况下，就得仔细观察患者每天的排尿规律，差不多到时间就敦促患者上一次厕所。但这样的做法一定要考虑到患者的自尊心，尽可能用劝诱的口吻。如果说"去上厕所吗？别来不及了"的话，就会极大地伤害患者本人。万一患者有可能拒绝的话，不妨说"去上厕所吗？我们一起去吧？"

当然也有免不了一时糊涂而找不到厕所、小便失禁的时候。这样的情况下，就用大一点的纸写上"厕所"两字，贴在厕所的门框上；或者在房间里、走廊上放上尿盆或其他的便携式小便器也是办法之一。

如厕的照料——生活不能自理时的照料

在痴呆症患者中，有脑卒中后遗症的患者。这样的患者存在着手脚极不灵活的行动障碍。在这样的情况下，就得进行全面的照料和扶助而顾不上照顾到患者的自尊心和面子了。

使用坐便器时的照料方法

1 让患者的双手扶稳扶手，护理者站在身后帮助患者脱去衣裤

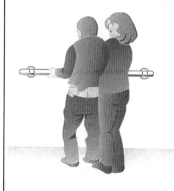

3 患者大便完了后，让其单手扶稳扶手，另一只手稳定同侧膝盖。护理者按从前到后的顺序擦拭患者肛门

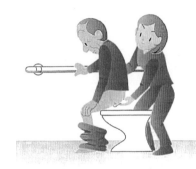

2 护理者双手抱住患者的腰部，向坐便器移动，再转到患者的前面双手握紧患者的肩膀，慢慢地把患者放在坐便器上

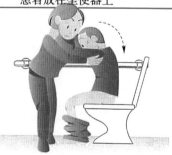

4 然后护理者让患者的双手围绕自己的脖子，慢慢地站起来，再穿好衣裤

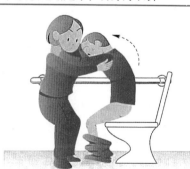

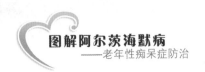

洗澡的照料——患者可以自己洗澡时的照料

痴呆症患者除了进食和大、小便需要旁人照料之外，再有一个就是洗澡了。即使得了痴呆症、脑卒中后遗症等造成了身体的不灵便、不自由，患者也是希望能够自己一个人洗澡。但说起来容易做起来难呀。

例如自己想洗的干干净净，但实际上很多情况下都不得不凑合着"洗完"。有时还会对究竟是洗发液还是沐浴露，在意识上很难分清楚。另外，对浴室里的设备不太会使用时，也会造成洗澡水的忽冷忽热。

在这样的情况下，家里人对患者1个人洗澡肯定会担心的，一定会想方设法照料患者完成洗澡。然而过度的照料会伤害患者的自尊心，所以在照料的时候就要做出"若无其事"的样子帮助患者完成洗澡。比如说，家里人在估计患者进去的时间后，派一个同性别的人问他"是不是需要搓搓背？"，然后进去帮他完成洗澡。另外需要注意的是，有的患者很讨厌对方赤身露体地进来，这时就要在身体上围上一条大浴巾进到浴室里。还有，我们常常在浴室里放置洗浴的用品，这时要尽量远离患者，以防在使用上发生差错。

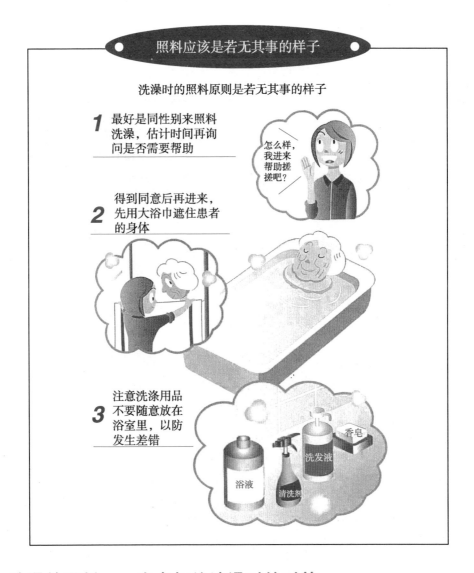

照料应该是若无其事的样子

洗澡时的照料原则是若无其事的样子

1 最好是同性别来照料洗澡，估计时间再询问是否需要帮助

怎么样，我进来帮助搓搓吧？

2 得到同意后再进来，先用大浴巾遮住患者的身体

3 注意洗涤用品不要随意放在浴室里，以防发生差错

浴液　清洗剂　洗发液　香皂

洗澡的照料——患者拒绝洗澡时的对策

在痴呆症患者中，也有拒绝洗澡的人。轻率地断定患者是"讨厌洗澡"或"忘记了洗澡习惯"是很不恰当的。因为拒绝洗澡的原因很多。比方说，有人担心自己控制不好尺度进到盆池里会被呛水；自己裸体的样子被照料者看到很难堪；不知道浴室里的设备怎样使用；甚至会担心自己的

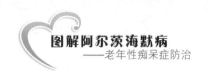

物品会"被盗"（尽管是在家里）。

如果不解决患者的这些担心，强制患者洗澡，反而会造成不良后果。应该站在患者的角度想一想他为什么不去洗澡。根据具体原因采取相应的对策。例如，担心自己控制不好尺度进到盆池里会被呛水的人，应该少放一些水；担心自己的物品丢失、被盗和不会使用洗澡设备的患者，同性别的家人陪伴是必不可少的；特别是高龄者洗澡时，必须有人陪伴；如果平时很讨厌赤身裸体的患者，陪伴者一定要适当穿上短裤、背心；为患者洗澡时也要尽量慢一些、动作温柔一些，让他感受到安心、踏实。

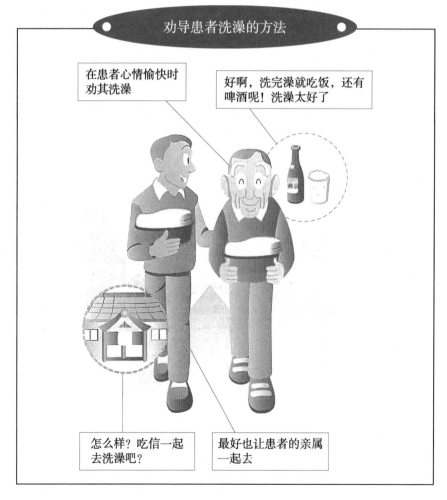

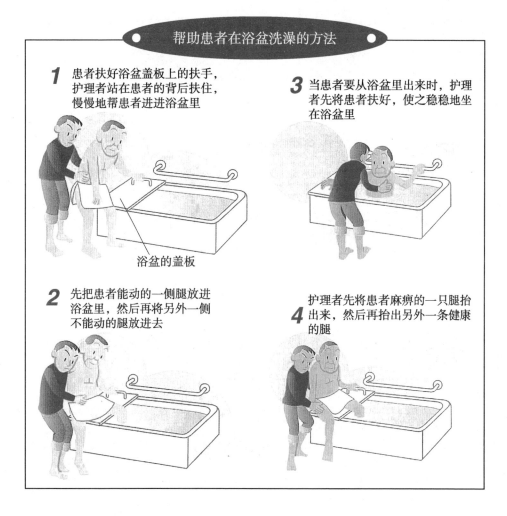

帮助患者在浴盆洗澡的方法

1 患者扶好浴盆盖板上的扶手，护理者站在患者的背后扶住，慢慢地帮患者进进浴盆里

浴盆的盖板

2 先把患者能动的一侧腿放进浴盆里，然后再将另外一侧不能动的腿放进去

3 当患者要从浴盆里出来时，护理者先将患者扶好，使之稳稳地坐在浴盆里

4 护理者先将患者麻痹的一只腿抬出来，然后再抬出另外一条健康的腿

其他的日常照料

在痴呆症患者中，做不到自己可以刷牙、洗脸和替换衣服的人大有人在。这些行为不仅仅是保持清洁，也是保证每天的生活规律化，使得患者的心理和精神面貌为之一新的良好行为。照料者必须保证患者完成这样的日常行为。

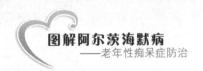

1. 帮助患者洗脸和刷牙

最好的做法是家人在呼唤患者"该刷牙了"的同时，和患者一起进行刷牙和洗脸的事情。如果经过多次劝说的患者仍然不会配合去做，那么照料者就要用浸好的毛巾为患者洗脸，帮助他刷牙。但是一定要注意，绝对不要采取强迫的手段，这样会增加患者的反抗，不利于取得患者在生活上的配合。

2. 帮助患者换衣服

家属要经常帮助痴呆症患者替换各个季节的衣服。劝诱时要尽可能使用缓和的语气，比如说，"今天天气好啊，换上这件衣服出去散散步吧！""这件衣服很适合啊，穿上一定很漂亮啊！"这样的语言往往奏效。

第三节　患者出现令人为难的语言和
行动时的对策

患者反复唠叨时的对策

反复地说一件事情，或者不断地询问同一个事情，是件很令人心烦的事。但是痴呆症患者是不会记得这些事情是在不久前刚刚提到过的。另外，患者反复地问同一个问题，并不仅仅是忘记了，而且是他们的记忆力低下进而产生了担心和不安的现象。

对待痴呆症患者就要采取认真倾听的样子，把耳朵凑到他们的嘴边，不断地回答他们的同一个问题。在回答他们的问题时，一定要每次都用同一个词或话来回答，否则会给对方造成混乱，患者更会不断地反复询问了。

比方说他问"晚饭是不是吃红烧带鱼?""昨天不是吃过了吗?"时，就回答说"是的"。患者反复问，就反复回答一个词。

如果在很忙的时候，一定要先回答他"稍微等一下，我做完饭再说好吗?"，尽可能采取让对方感觉很放心的语言使其安静下来。

反复要求进食时的对策

痴呆症患者在吃过饭后，常常还会问"该吃饭了吧?""从早上到现在我还什么也没有吃呢!"等反复提出吃饭的要求。有时候他们还会到外面说:"闺女什么也不给我吃"。

这样的情况都是因为患者忘记了自己已经吃过饭，或者是饱腹感的神经中枢失去了正常功能所导致。于是虽然反复地对他说已经吃过饭了，或者无论怎样解释对方也不能理解。在这样的情况发生时，最好的办法就是尽量安慰说:"再等一会儿就到吃饭的时间了""正在做，稍微等等啊"。让患者安心等待是很有效果的。

但是，如果痴呆症患者到外面去说"不让吃饭"的话，大多是患者某些愿望没有实现、不安感等引发的心理因素。在这样的情况下，就要仔细辨查到底是患者的哪些愿望没有实现、不安感产生的原因。除去了这些因素，患者就不会到外面去诉说了。

发现异常购物行为时的对策

在痴呆症患者中，常常会出现他去购买了家庭中不需要的物品，或是价格

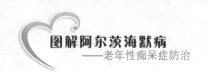

十分昂贵的物品，甚至赊购了大量的物品。这样给家庭带来了许多的烦恼。

在这样的情况下，不要给痴呆症患者大量的现金和购物卡，只给他一些必要的花费就可以。另外，还要到患者经常光顾的商场、小卖部去说明患者的特征，请求他们协助避免患者大量购物。当患者再次购买物品的情况异常时，他们就会主动劝导患者不要购买，甚至可以通知患者的家人。

在买入了大量高价商品时，可以考虑依据《消费者权益保障法》进行退购。

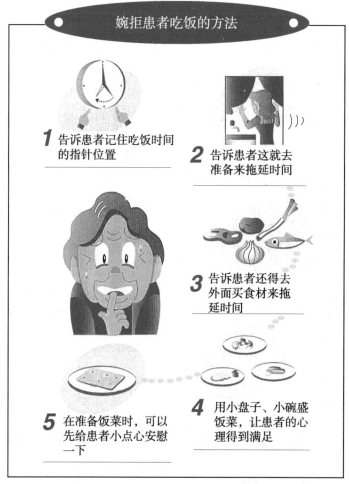

婉拒患者吃饭的方法

1 告诉患者记住吃饭时间的指针位置

2 告诉患者这就去准备来拖延时间

3 告诉患者还得去外面买食材来拖延时间

4 用小盘子、小碗盛饭菜，让患者的心理得到满足

5 在准备饭菜时，可以先给患者小点心安慰一下

如果患者拿着没有付账的物品回家，首先要到商店里进行解释，并且可以考虑和这些商店合作。今后再有类似的情况发生时，不要给患者任何

商品，而且尽快和其监护人联系。

不停地往家里收集垃圾时的对策

在痴呆症患者中，有一些顽固地往家里捡拾东西的人。空纸盒、包装纸、吃剩的食品，甚至石头、空瓶子、从垃圾里捡来的旧衣服、破书报等等，在患者的眼里都是有用的。

不洁和腐败了的食品非常不卫生、不安全。这些东西在家里堆积着无法处理，在这样的环境里生活极大地影响着生活和生命的质量。所以家人千方百计地想处理掉，但患者本人认为这些都是有用的、值钱的，无论怎样解释也说不通。说的严重时，有时会引发患者的极度不满，甚至发生攻击性行为，所以有时就得采取"一时"的宽容策略。

但这不是长久之计。最好的办法是在患者不注意的情况下，如他在洗澡、外出散步时，一点点地清除掉。如果一旦让他察觉，就不要解释，只是对他说："一不留神放到外面了；对不起"等搪塞过去。一定不要和患者发生正面的冲突。

离家徘徊时的对策——坚持每天一次散步

徘徊，就是毫无目的的溜达状态。但患者自己并不认为徘徊是毫无目的的，比方说，他是以"去单位看看""去买点东西"等理由外出的。也有患者因为辨别不清自己的家和邻居的家而在外面犹豫地"徘徊"。同时还有患者因心理的不安或意愿没有被满足而产生的不满外出徘徊的。

从正常人来看，这些都是奇怪的理由，但对痴呆症患者来说这些都是很正当的原因。所以无论家人怎样劝阻也无济于事。这样的情况下可以用语言来劝阻，但整日都将患者关闭在家里，会使他的心理失衡和烦闷的。因此每天至少要带患者外出"溜达"1次，这样可以减轻患者外出"徘徊"的概率。

但在痴呆症患者中有不少人不希望自己被当孩子一样看管着，或是让他感觉到自己"被监视"，并且以此为理由拒绝家人的陪伴。在这样的情况下，可以在距离患者不太远的距离"陪"他散步。发现患者累了，患者迷路了的时候及时上前说"正好我也回家，一起回去吧"。这种情况下，患者会顺从地跟随你回家的。

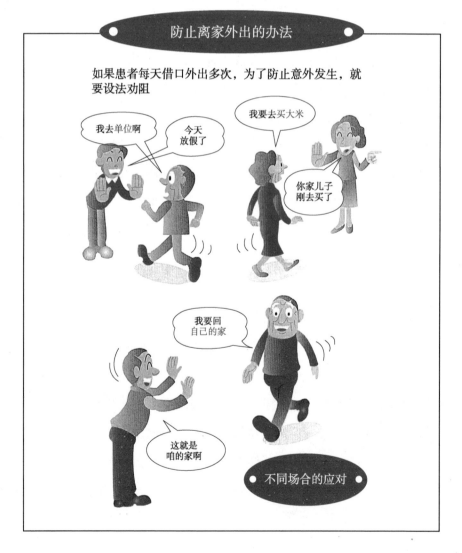

离家徘徊时的对策——必要时制止，防患于未然

如果痴呆症患者每天多次外出徘徊的话，对他本人和家人都是件体力和精神非常疲倦的事情。于是就得采取一些必要的措施加以限制。

当患者说"去单位看看""去买点东西"时，可以告诉他"今天是星期日，单位休息没有人""家里的××去买东西了，我打手机告诉她再买回你要的东西吧"，这样就轻易地"混"过去了。

另外，有时患者说想回娘家，就对他讲"一会儿家里人就来接了""这会儿该吃晚饭了"，不一会儿患者就会忘记了；有时也可以端出患者喜欢的吃食或者茶水，转移他的注意力；现在的电视节目也很多，若患者喜欢某些内容，可以打开电视寻找有关的节目去吸引他的注意力往往也可以奏效。

这样的处理叫做"对应疗法"，对于这样的患者还是非常有效的；还可以每天定时带患者外出，可以在院子里进行花草的剪枝等园艺活动，参加周围的文体活动等，都可以有效地减少患者毫无目的的外出徘徊。另外，适当地解决患者的愿望和解除其心理的不安感也都可以减少患者徘徊的发生。

无论家人多么注意，也有不记得路的痴呆症患者没有被看住而"溜"出家门的时候。在当今都市里车水马龙的状态下，单独一个人迷了路，发生交通事故的概率是非常高的。

为了防止患者"私自"外出，有的家庭在大门上安装了两把锁，并且还贴上提醒患者的字条，如"门已锁""不要外出"等。但当患者的愿望没有被满足的时候，或是劝阻不当而使患者产生了攻击性的反抗时，这样的做法就无效了。在这样的情况下，有的家庭就会请求邻居帮忙劝说，或对附近的商店营业者和交通警察诉说，一旦发现患者单独外出及时通知家人。

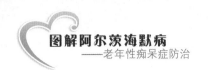

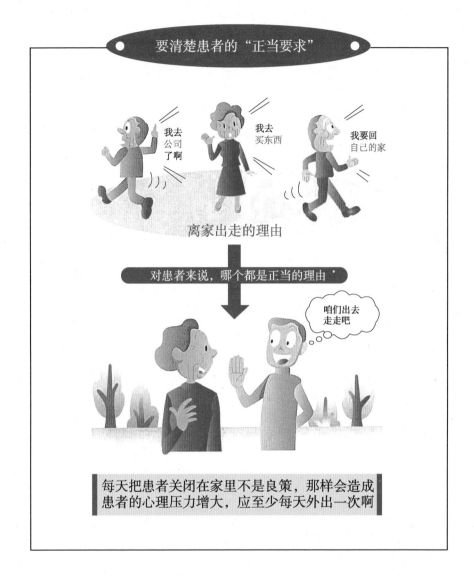

所以，为了方便起见，应该让患者带上"身份牌"的卡片，上面注明患者的姓名、住址、联系电话等重要信息。

但要注意的是，这样的"身份牌"不要让患者看见，最好放在一般人容易发现的患者上衣后面的衣领里。如果是男性患者，也可以和他随身携带的名片夹放在一起。如果患者有手机，家人可在患者偷偷外出后不停地拨打，这样可以让旁人也听到。

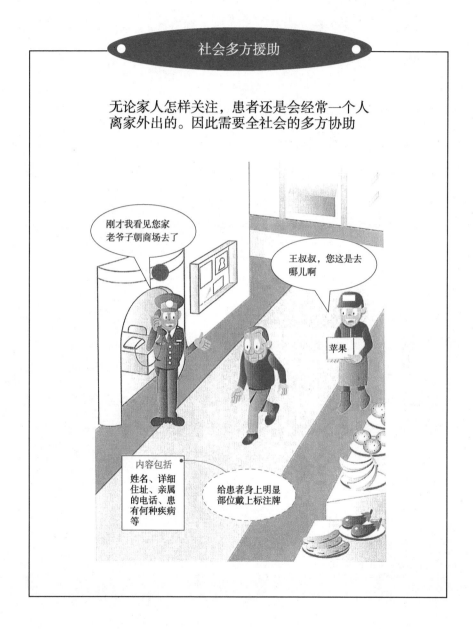

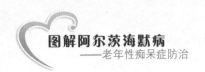
出现妄想时的对策

在现实中，常常会看见痴呆症患者找不到自己的钱包时怒气冲冲地喊叫被小偷偷了，无端地猜测配偶与他人私通等等。这就是痴呆症患者出现了"妄想症"。

这种情况的发生和患者的记忆力和认知力低下有关。这样的患者通常会出现不安、思维混乱、孤独感，这也表明痴呆症患者特有的复杂的心理因素造成了妄想症的出现，而且患者残存的情感、被社会"背叛"和错误的判断力往往成为诱因。

这样的妄想症在痴呆症初期最容易出现，随着病程的进展而越来越不明显。这是由于患者的判断力大大降低了。一旦发生，一般人很容易判断出不是出现了患者所说的事实。

但是发生这样的情况，会使照料者产生无尽的精神和机体的疲劳感，和邻居也会因此产生许多矛盾。这时就应该尽早到医院请求医生采取一定的治疗方法。

但是还要仔细观察患者出现妄想症的心理因素，以采取适当的处理为宜。

1. 总是出现"东西被偷"妄想时的暗示对策

痴呆症患者通常在自己的存折、戒指、手机和贵重衣物找不到的时候，都会大呼小叫地说"被偷了"。这样的情况就是"被盗妄想"。

大多情况下患者首先会怀疑家人、护士、保姆等身边的人。另外，无论家人怎么解释也说不通。即便找到了东西患者也不承认是自己的——这就是"被盗妄想"的特征。

如果患者忘记了"丢失"的地点就更麻烦了，他会提出反反复复地去寻找。如果坚持说"我们没有偷""是不是忘记在什么地方了"，反而会激惹起患者的愤怒。

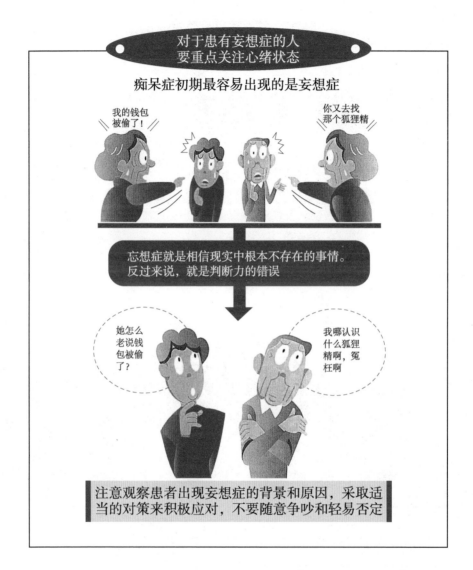

在这样的情况下，首先要让患者感到有人和他有了同感，并且劝诱他"一起去找找吧"，然后将他所说的物品在家里的某处放好，再做出突然发现"惊喜"的样子，多数情况下患者就会无言以对了。他就会"解除"了对身边人的偷盗怀疑，甚至只顾回到自己"找回"失物的欢天喜地情绪里了。

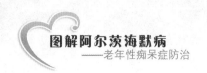
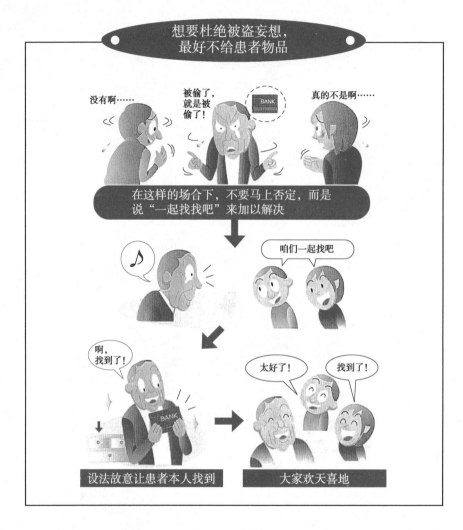

但如果患者极度怀疑，坚持不让和他一起查找，那就得换另一个人的。

2. 嫉妒妄想的暗示对策

当痴呆症患者怀疑对方有了外遇的情况就是"嫉妒妄想"。这样的患者因人而异，但大部分是怀疑自己的配偶。

这种妄想症产生的背景，是出于对自己的能力低下的情结。或者是对自己和配偶的关系极不自信而产生的不安。当患者陷入这样的妄想中时，重要的是理解患者的处境，极力使患者提高自己的自信心。

例如，一定要形成只有患者和配偶两个人的说话环境，要主动和他用握手、搂抱、接吻的方式使患者感到安心。和患者一起就寝也可以降低"嫉妒妄想"的发生概率和程度。对于患者常常将正常的外出看成是"和异性约会"，就要以"报平安"的形式从外出的地点打来电话，使其安心。

另外需要注意的是，尽量不要在有"嫉妒妄想"的患者面前和异性说话。就算是医生，如果是异性的话，患者也很难接受。

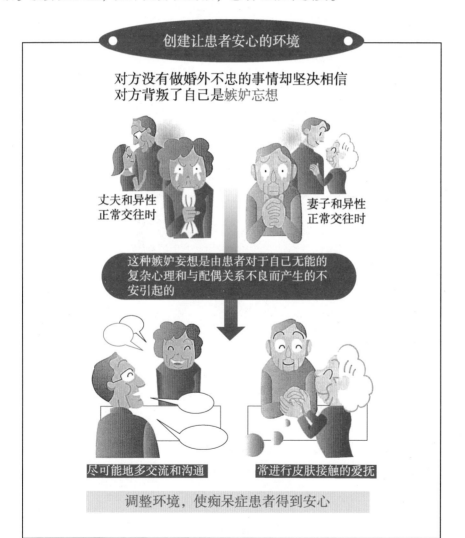

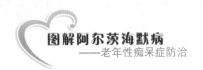
3. 出现幻觉时的对策

明明什么人也没有，患者却说"好像有人进来了"；明明是冬季了，可患者还说"我听见知了叫了"——"看见了"实际没有的物体，"听见了"实际不存在的声音就是"幻觉"。

痴呆症患者的幻觉，不仅仅是由于大脑功能低下的结果。不安和孤独感等心理因素也是重要的原因。尤其是高龄者的耳朵和眼睛变得不如以前的时候，对身体的影响是很大的。要充分地理解这一点，以便对痴呆症患者采取使其安心的对策。

比方说，首先要迎合患者的说法，当患者看见窗帘晃动而说"我看见一个不认识的人进来了"的时候，一定不要过分"同情"而加重患者的这种幻觉，不要说"一定坏人进来了吧"的话。正确的做法是拉开窗帘、打开房门认真地回答说"已经不要紧了"。

也有患者会看着天花板或者墙壁说"有人在偷看""墙上有一只大虫子"。这时一定要上前去辨别一下，或者做出轰赶虫子的动作。另外，如果墙壁上真有破洞的话，一定要及时修补，不要给患者造成无端的紧张和压力。

还有一点就是，幻觉的心理因素不可忽视。积极改善患者的孤独感和心中的不安，创造和谐的家庭环境非常重要。

出现幻觉时的对应方法

看见实际没有的影像、听到实际没有的声音就是幻觉

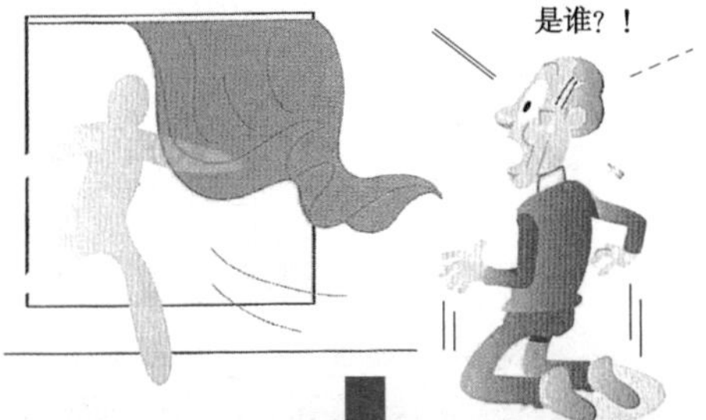

是谁？！

痴呆症患者产生幻觉和高龄以及身体健康的状态有关

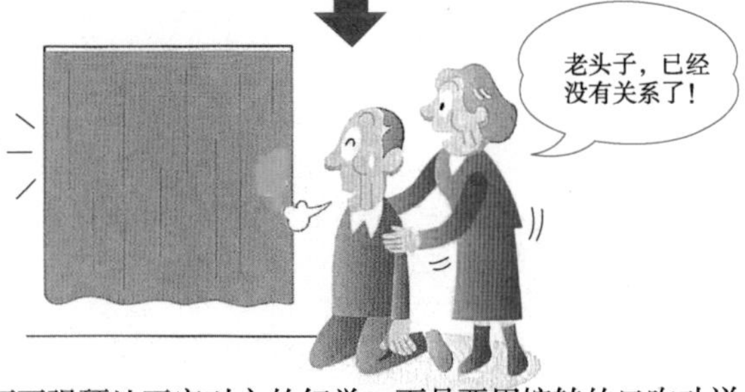

老头子，已经没有关系了！

不要强硬地否定对方的幻觉，而是要用婉转的口吻劝说

注意调整、创造患者感到温和、平和的环境非常重要

4. 心绪不安或情绪兴奋时的对策

我们常常会看到痴呆症患者会突然变得情绪不安定、大喊大叫、大声哭泣、异常激动、出口伤人、大怒大骂的情景。

这样的情况发生时，首先要认真倾听患者的反应，试着终止患者的言行。另外，可以采取拍拍他的肩膀、握握他的双手的"亲肤"动作，让他慢慢地回归平静。

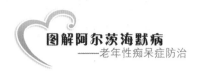

当痴呆症患者恢复平静后，一定要想一想在此之前肯定发生了什么诱因，对患者的心理产生了极大的影响；当然也有照料者的某些语言和行为伤害了患者的自尊心的情况；还有患者的身体有了疾患，例如这几天发生了头疼、失眠、便秘，甚至空腹严重时也会导致患者的情绪波动。

判明原因后即可采取相应的对策。例如如果是语言伤害的原因就要积极安抚；如果患者提出了什么过分的要求就要设法说服；如果照料者或家人觉得无法安慰患者的时候，就要及时就医了。

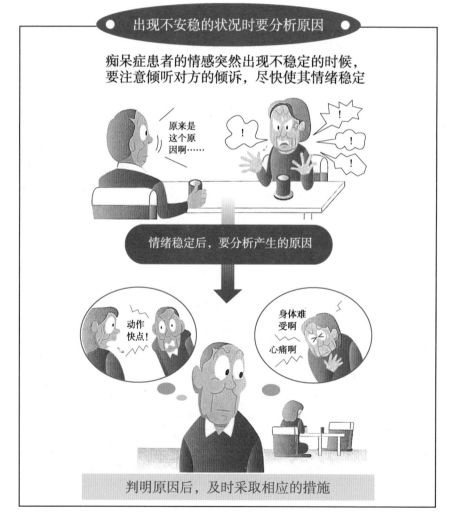

第四节 建立帮助患者及家庭的社会支持机制

我们介绍了一些照料和护理痴呆症患者的方法，但是仅仅靠家庭的努力是远远不够的，所以政府出台政策加以保障是必不可少的措施。

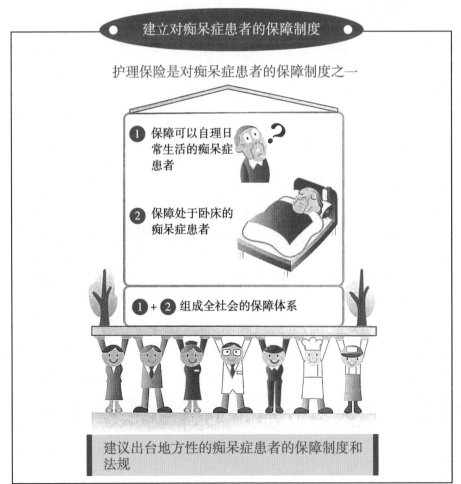

建立对痴呆症患者的保障制度

护理保险是对痴呆症患者的保障制度之一

❶ 保障可以自理日常生活的痴呆症患者

❷ 保障处于卧床的痴呆症患者

❶ + ❷ 组成全社会的保障体系

建议出台地方性的痴呆症患者的保障制度和法规

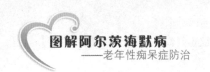

首先，希望在保险公司的条例里出台对于痴呆症患者的"照料保险"。在高龄者发生痴呆症后，家庭可以通过保险的赔偿聘请保姆共同照料患者，减轻家庭和社会的负担。

第二，由当地政府积极倡导建立社会福利性的养老院，由专门人员对高龄者和痴呆症患者进行科学养护和照料。

第三，针对那些有精神障碍或者老年性痴呆、智力低下等无法进行财产管理、签约等手续的成年人，制定一个由患者代理人、保护人、监护人管理的委托制度。

第五节　关于住家护理

高龄阿尔茨海默病患者进入护理专业机构的条件

尽管社会和政府已出台政策加强对痴呆症患者的照料，但在家里照料患者还是有条件的。比如患者可能还会患有其他疾病、患者的语言和行动极度恶化或者在家里出现护理人员患病、调动工作、离婚等的时候，在家照料就会变得比较困难。在这样的情况下，就要考虑就近到专业的护理机构进行护理。

但对患者来讲，离开了日夜相处的亲属们，来到了一个陌生的地方，总会在心里产生被遗弃感和"给家人添了麻烦"的心理。这一点要充分地考虑到。

当主要的护理者健康有了问题，或者全家的协力照料出现了问题，或者是家庭的护理者出现了"护理疲劳"时，进入专业机构就变得非常紧要了。

学习有关的制度和设施

为了选择适合患者的护理机构，一定要去亲自看看：主要是要看是不是真正地进行有效的护理？设施的安全性怎样？家庭成员是否方便探视？只看宣传册是不行的，特别是有的宣传册说"可以对痴呆症患者进行医疗上的护理"，而实际上也只是对初期患者有这样的护理，对晚期或病症很重的患者就根本谈不上了，以至于后来发生许多纠纷，导致患者和家人陷入无尽的烦恼之中。

然而去一次也许看不出什么，设身处地地"参与"生活才会真正地理解清楚。有些看不懂的地方会得到该设施机构人员的解释，但作为非专业的家人也许根本听不懂。所以带上专业的医护人员随同参观是非常必要的。这样会耽误一些时间，但为了患者有一个安心可靠的安身之处，这样的麻烦是非常必要的。

小知识：如何帮助居家患者

1. 非药物治疗

情志治疗：鼓励老年人多参加社会活动，听音乐，读书看报。

智力训练：多用脑，如多看书、和朋友谈天、打麻将、下棋等。

精神调养：节思虑、去忧愁、防惊恐，与世无争，知足常乐，家庭和睦。

体育锻炼：适当运动，如坚持散步、打太极拳、做保健操或练气功等。锻炼循序渐进，量力而行，持之以恒。除整体性全身活动外，尽量多活动

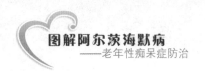

手指。

起居饮食：要有规律，早睡早起，定时进食，定时排便，注意保持大便通畅。在膳食上一般要注意以下几点，强调做到"三定""三高""三低"和"两戒"，即定时、定量、定质，高蛋白、高不饱和脂肪酸、高维生素，低脂肪、低热量、低盐和戒烟、戒酒；避免使用铝制炊具；补充有益的矿物质。

2. 照料关怀

衣着：为患者准备的衣服不要太多，颜色最好一致，尽量少装饰，要宽松柔软，外衣两面穿为好，用尼龙搭扣替代拉锁，以免伤及患者。

饮食：餐具不要用易破损的塑料制品、尖锐的刀叉，餐具的颜色要鲜明，餐桌要放在明亮的地方。食物最好切成一口能吃下去的大小，进食速度要慢些。有时患者会忘记咀嚼而咽下食物，造成堵塞危险。这时可用下列方法解除：站在患者背后，双手环抱于患者肋下腹部，用力向上、向内按压，然后再松开。

"管住口"是预防痴呆症的第一步

饭前喝汤
苗条健康
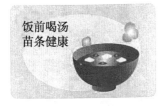

少吃一口
健康长寿
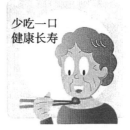

细嚼慢咽 健康关键
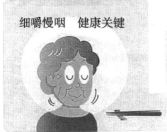

多吃青菜 医生不来
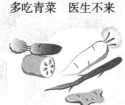

多样化品种、少量的饮食
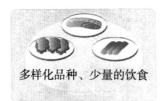

早餐
午餐
养成按时进餐的习惯
晚餐
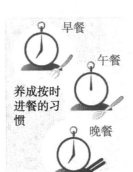

吃饭时不看电视，
餐桌上不放书报
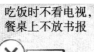

居住：居室要宽敞，设施简单，光线充足，居室不要有门槛、地毯等障碍，地面要防滑，床边最好有护栏。刀剪、药品、杀虫剂等要收藏好；煤气、电源等开关要有安全装置，嘱患者不能随意打开。患者的生活环境最好固定，不要频繁更换。在患者活动区域最好安装夜用小灯。

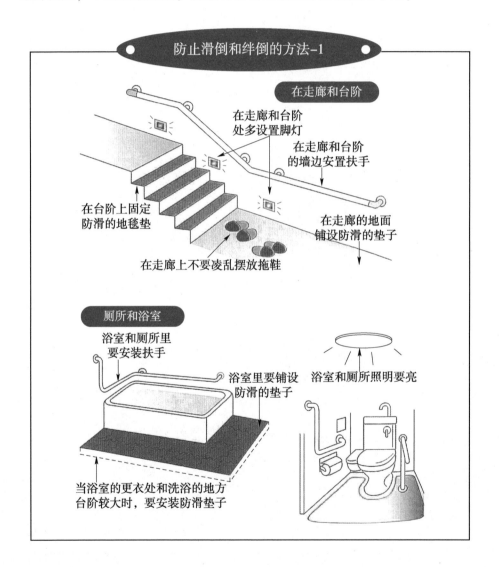

防止滑倒和绊倒的方法-1

在走廊和台阶

在走廊和台阶处多设置脚灯

在走廊和台阶的墙边安置扶手

在台阶上固定防滑的地毯垫

在走廊的地面铺设防滑的垫子

在走廊上不要凌乱摆放拖鞋

厕所和浴室

浴室和厕所里要安装扶手

浴室里要铺设防滑的垫子

浴室和厕所照明要亮

当浴室的更衣处和洗浴的地方台阶较大时，要安装防滑垫子

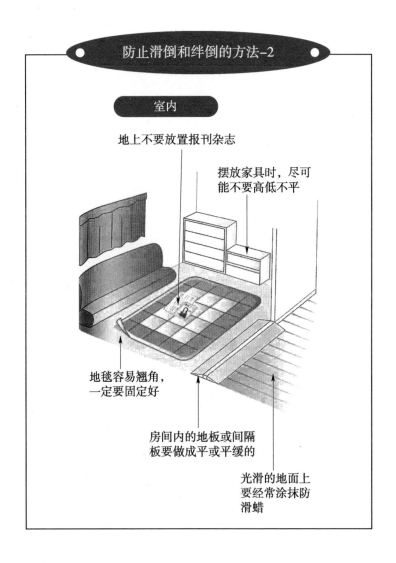

防止滑倒和绊倒的方法-2

室内

地上不要放置报刊杂志

摆放家具时，尽可能不要高低不平

地毯容易翘角，一定要固定好

房间内的地板或间隔板要做成平或平缓的

光滑的地面上要经常涂抹防滑蜡

　　出行：患者外出要有人陪护，防止走失和发生交通意外。散步等适当的锻炼有益于患者的睡眠和生理平衡，但运动量须循序渐进。患者可能做出令人尴尬的事情，不要刻意去纠正或训斥，最好的方法是转移其注意力。

第四章

防治阿尔茨海默病的方法

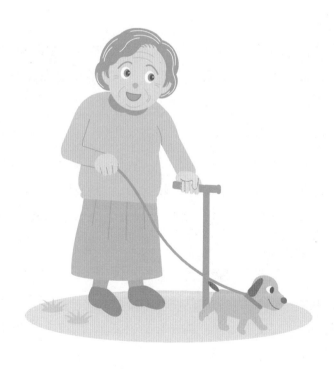

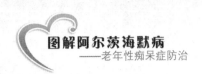

第一节　阿尔茨海默病可以预防吗

预防和治疗阿尔茨海默病的可能性

我们已经将痴呆症的病因、治疗、照料等进行了介绍。但是读者们也许会产生"明天我也会得痴呆症"的担心吧，那么我们在本章就再介绍一些防患于未然的方法。

就像我们所知道的那样，痴呆症大多是阿尔茨海默病和脑卒中引起的。如果可以预防这些疾病，也就可以预防痴呆症的发生了。问题是怎样预防呢？

脑卒中的病因是脑血管的破裂和堵塞。破裂的原因是高血压病，堵塞的原因是高血压、糖尿病等生活方式疾病。而造成生活方式疾病的原因主要是高盐、高脂饮食，吸烟，缺乏运动，酗酒，肥胖等。也就是说，纠正了这些不良的生活方式，也就避免了脑卒中导致痴呆症的大部分发生原因了。

但就阿尔茨海默病来讲，客观地说阿尔茨海默病还没有特别的预防办法，但也不是无能为力。虽然我们还不能预防阿尔茨海默病的发生，但我们可以推迟因阿尔茨海默病导致的痴呆症的发生和发展。

阿尔茨海默病不发病的道理

美国肯塔基大学的一名教授对 1990 年以来的高龄修女的生活方式、健康状况和认知功能进行了调查，还解剖了部分死亡修女的大脑，用以探查预防痴呆症的研究。他在调查后介绍了他的研究结果。

令人惊讶的是，这些修女在生前根本没有痴呆症的症状，但在她们死后的大脑组织里却发现了阿尔茨海默病的病变。所以他认为大脑组织对阿尔茨海默病有一定的"代偿功能"。也就是说，大脑的部分功能受到损伤后，其他的部位会进行代偿，所以这些修女们在生前没有阿尔茨海默病的症状。比方说，大脑的语言中枢受到了伤害，说话的功能下降了，而通过康复训练可以得到改善，让别的大脑细胞承担起了语言的功能。这就解释了这些修女们虽然生前已经患上了阿尔茨海默病却没有发生痴呆症的症状。那么我们就可以认为，只有大脑失去了代偿功能，阿尔茨海默病的症状才会发生。

导致阿尔茨海默病发病的生活方式

2001 年的英国某医学杂志上发表了一篇认为高血压和高胆固醇血症可以导致阿尔茨海默病的论文。这篇论文是追踪了 21 年当地 1500 名居民的调查所作出的报告。这个调查还显示，中年高血压或高胆固醇血症患者，比没有高血压或高胆固醇血症的人患阿尔茨海默病的比例高出 2 倍。

他们还得出了这样的结论：糖尿病患者比没有糖尿病的人更容易患上阿尔茨海默病。腹部内脏脂肪堆积的人，即内脏脂肪性肥胖、糖尿病（包括糖尿病前期患者）、高血压、高脂血症等患有"代谢综合征"的患者与阿尔茨海默病相关联。这提示生活方式疾病是阿尔茨海默病的重要危险因子。

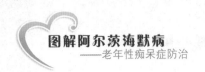

目前虽然还没有完完全全明了"代谢综合征"与阿尔茨海默病相关联的原因，但可以解释的是，由于保障脑细胞健康的运送氧和营养物质的血管因代谢性疾病受到了损伤，所以导致大脑所必需的氧和营养物质的输送功能下降，大脑的代偿功能也会相应地受到不良影响。

生活方式疾病会损伤大脑的代偿功能，就相当于按动了痴呆症的按钮。所以要想预防痴呆症，就必须从预防生活方式疾病入手——这就是当今世界医学家们达成的共识。

第二节　保持健康的生活方式

预防过食导致的肥胖

生活方式疾病的原因之一就是肥胖。而过食就是导致肥胖的原因。如果长久保持这样的进食习惯，就要警惕肥胖的发生了。过食的人主要表现在早餐的过度饮食。

饮食是机体补充营养的必要形式。如果过食，这样的情报就会反馈给大脑。大脑中枢就会产生"饱腹感"，大脑就会对进食"踩刹车"。这样的反馈一般在进食后的 15～20 分钟，而早餐常常是在这种反馈之前就补充完了。所以等到"饱腹感"产生时已经进食过多了。因此，应对患者采取定量、定时的方式而不是凭患者"吃饱"了的感觉。

过食的人常常还伴有吃夜宵的习惯，看电视时也不停地进食（零食）。所以改变过度进食的习惯非常重要。

倡导饮食多样性、膳食平衡的生活方式

预防肥胖，不仅仅是要防止过食，保持糖、脂肪、蛋白质、维生素和膳食纤维的平衡摄入也是非常重要的。细致的讲解是很复杂的，我们在下面进行了简述，按照这样的方法基本上就能保证饮食营养的平衡。

其中，每天的食谱里要保证有主食、主菜、副菜和汤。主食就是谷物类，是糖的来源；主菜和副菜是脂肪的来源；汤的作用在于盐分的摄入。

第二天还是这些；但主食和菜品要发生变化。主菜要用油炒，而副菜就是指凉拌的没有油脂的菜品。这样的话，每天摄入的糖、脂肪和盐分就不会过量，但每天三顿的饭菜也要有所变化。

第三天就尽可能多地调整饭菜种类。需要注意的是，无论怎样变化，一定要控制好油脂和盐分的摄入量，即每个成年人每天不超过 25 克的食油和低于 6 克的盐分。

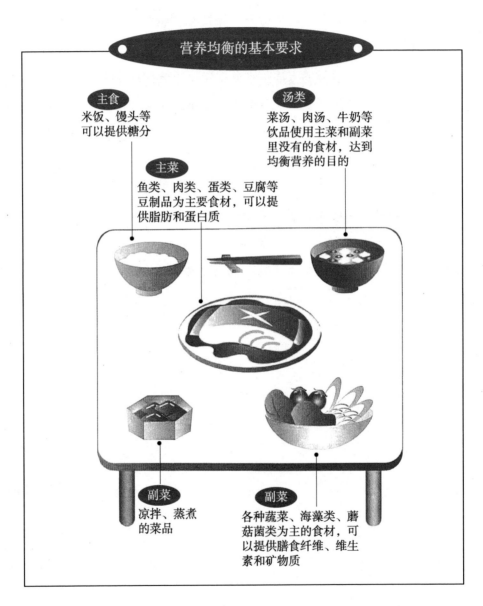

营养均衡的基本要求

主食
米饭、馒头等
可以提供糖分

汤类
菜汤、肉汤、牛奶等
饮品使用主菜和副菜
里没有的食材，达到
均衡营养的目的

主菜
鱼类、肉类、蛋类、豆腐等
豆制品为主要食材，可以提
供脂肪和蛋白质

副菜
凉拌、蒸煮
的菜品

副菜
各种蔬菜、海藻类、蘑
菇菌类为主的食材，可
以提供膳食纤维、维生
素和矿物质

倡导低盐饮食

预防生活方式病除了不要过食，注意营养平衡之外，还有一点非常重要的就是低盐饮食。

根据中国居民营养与健康状况调查显示，中国人每天平均食盐摄入量约为 12～14 克，盐摄入量等于美国的 5 倍还要多，食盐摄入量高居全球之首。而世界卫生组织推荐的食盐量为成年人每天低于 5 克。

目前世界公认，过咸饮食是高血压的重要危险因素。盐分过多可以增加口味、增进饮食量、导致肥胖。所以从健康的角度来看，控制食盐量是必不可少的措施。

所以减盐和减油的饮食习惯是同等重要的。此外，还要注意酱油、熟食制品、腌菜等加工制品里的盐分。高龄者和高血压患者绝对要控制盐的摄入量。

对于习惯了高盐饮食的人来说，低盐饮食在开始时并不会习惯。那么我们可以按照下面的图解试着慢慢减低食盐的用量吧。

适当减盐的窍门

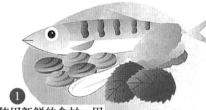

① 使用新鲜的食材，用以保证鲜美的口感

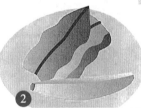

② 使用海带、海鱼等，利用天然的咸味

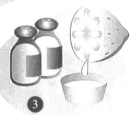

③ 利用柑橘等水果的天然香辛味道

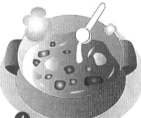

④ 菜在出锅前再放盐，可以起到"盐"半功倍的口感

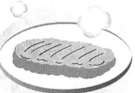

⑤ 烧烤的食物稍微过点儿火候，可以产生诱人的香味

倡导一周两次步行健身

尽管我们注意了低盐、低脂的饮食，注意了导致肥胖的因素，但如果没有体力活动或体力锻炼，积存在我们体内的糖、脂肪、蛋白质得不到应有的消耗，还会造成肥胖。因此健康的生活方式不仅仅是注意饮食的平衡，锻炼同样非常重要。

但是，以避免生活方式病为目的的运动，没有必要采取竞技性或剧烈的体力活动。首先要建立起"认认真真地活动机体"的意识，并且身体力行。例如，尽可能地使用楼梯，不乘电梯；在打扫卫生时不请"小时工"，不用吸尘器，而是自己动手；买东西和上班时少坐车，尽量步行，或在临近目的地的时候步行一段距离；把电话机放的离身边远一些，必须走几步才能接听电话等。

一旦养成了运动的习惯，就多少提高和增加一些运动的水平，但我们仍然提倡中老年人还是要避免剧烈的或超出常人的活动或运动。远足、慢跑和较长时间的散步是非常适合中老年人的运动。

如下图所示，运动的标准以微微出汗和说话时有些"结巴"为宜。时间最好一次不低于 30 分钟，而且可以 10 ~ 15 分钟休息一次，或者每天累计超过 30 分钟也是可以的。这样每周大于两次这样的活动或运动即可。

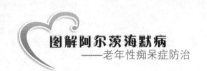

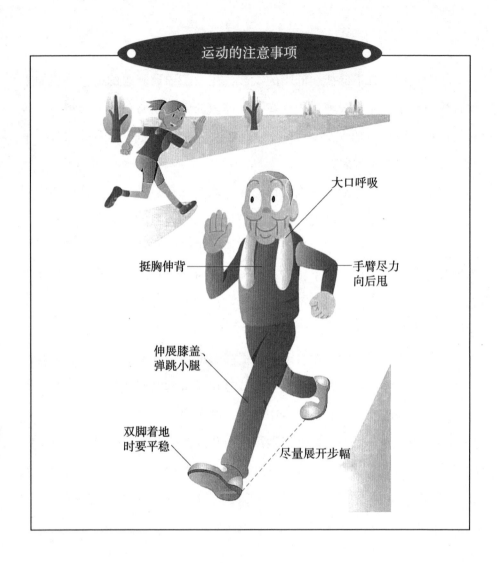

运动的注意事项

大口呼吸

挺胸伸背

手臂尽力向后甩

伸展膝盖、弹跳小腿

双脚着地时要平稳

尽量展开步幅

提倡禁烟和适量饮酒，采取一周两次的"休肝日"

作为防治生活方式病的对策，我们已经简略地介绍了饮食和运动的知识，但除此之外还有重要的一点，那就是禁烟和适量饮酒。

烟草中有包括尼古丁、一氧化碳和煤焦油在内的多达200多种（也有称3000～4000种）的有害物质。这些有害物质不仅可以导致高血压和血管硬化，而且会对气管、支气管、骨骼等全身各个系统造成不良影响。

　　所以说吸烟是"百害而无一利"的习惯，从现在开始戒烟永远不晚。我们在下面将会介绍一些戒烟的小窍门，希望对戒烟的人士有所帮助。

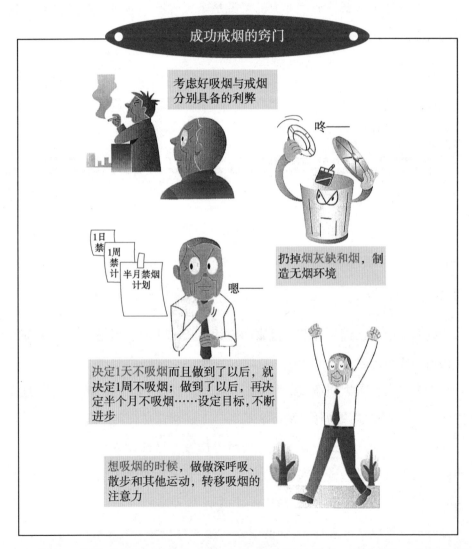

成功戒烟的窍门

考虑好吸烟与戒烟分别具备的利弊

咚——

扔掉烟灰缺和烟，制造无烟环境

1日禁

1周禁计

半月禁烟计划

嗯——

决定1天不吸烟而且做到了以后，就决定1周不吸烟；做到了以后，再决定半个月不吸烟……设定目标，不断进步

想吸烟的时候，做做深呼吸、散步和其他运动，转移吸烟的注意力

　　另外，酒在我国的历史文化中占有很重要的地位。俗话说："酒为百药之长"，特别是葡萄酒对升高 HDL 胆固醇（高密度胆固醇，即俗称的好胆固醇）、缓解心脏病、延缓血管硬化、改善生活方式病也有一定的帮助。

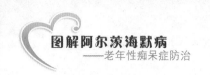

但是持续大量的饮酒，会形成酒精依赖症、脂肪肝和心身的不良影响。因此我们建议在适量饮酒的同时，最好实行每周有两天的不饮酒的"休肝日"。

那么，这个适量饮酒，专家的意见是每天啤酒不超过 1 瓶，白酒（外国的威士忌、伏特加等）不超过 100 克（2 两）。

第三节　注意改变生活方式以外的不良习惯

长卧不起、头部受伤及牙齿缺失是阿尔茨海默病的重要危险因素

我们在前面已经讲过掌握健康的生活方式的钥匙，但是与阿尔茨海默病相关的危险因素还有几个。

一个是高龄者因病造成的卧床不起。其实这并不是阿尔茨海默病的直接原因。也有专家认为阿尔茨海默病的早期症状就是卧床不起。

另外，有的人过去头部受到过撞击等伤害。这样的人得阿尔茨海默病的概率比没有受过伤害的人高得多。还有研究调查报告表明，阿尔茨海默病的高龄者和健康的高龄者相比，牙齿缺失的比例也高，其原因还不清楚，但至少可以认为牙齿缺失和阿尔茨海默病相关。

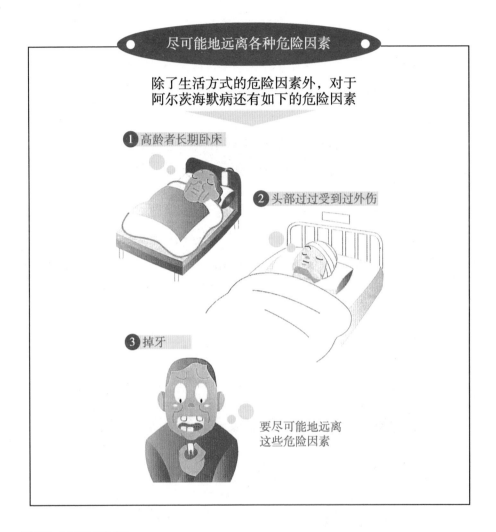

尽可能地远离各种危险因素

除了生活方式的危险因素外，对于
阿尔茨海默病还有如下的危险因素

1 高龄者长期卧床

2 头部过过受到过外伤

3 掉牙

要尽可能地远离
这些危险因素

预防长卧不起

高龄者的长卧不起，主要原因为脑卒中后生活不便和骨折。如果是脑卒中后，就要积极改善，以获得可以进行生活自理能力的训练和恢复。

高龄者在骨折后卧床不起也是没有办法的事情。因为多数高龄者会患有骨质疏松症。这是一种骨钙流失过多所导致的疾病。

高龄者发生骨折后，真正恢复好需要很长的时间。特别是大腿的骨折后，医院不可能长期收住院；而且长期卧床也是造成骨钙流失的重要因

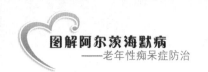

素。这样的患者占全部骨折患者的 1%~2%。

在中年以后，在站立起来和搬动重物的时候，背部和腰部会产生疼痛，也会出现微微驼背、个头变矮。这些都是骨质疏松症的早期表现。一旦出现了这样的症状就要早期治疗。

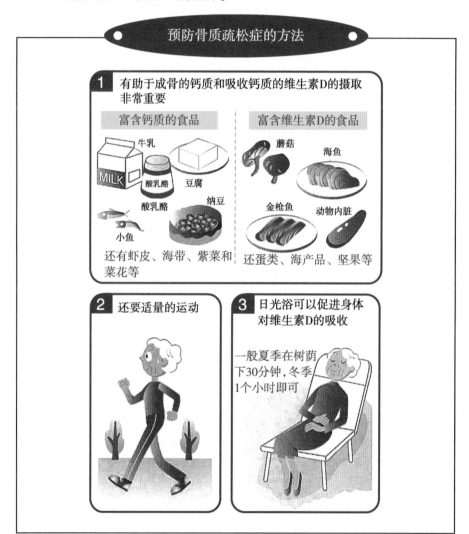

预防骨质疏松症的方法

1 有助于成骨的钙质和吸收钙质的维生素D的摄取非常重要

富含钙质的食品

牛乳
MILK
酸乳酪　豆腐
酸乳酪　纳豆
小鱼
还有虾皮、海带、紫菜和菜花等

富含维生素D的食品

蘑菇
海鱼
金枪鱼　动物内脏
还蛋类、海产品、坚果等

2 还要适量的运动

3 日光浴可以促进身体对维生素D的吸收

一般夏季在树荫下30分钟，冬季1个小时即可

预防过度运动导致的头部外伤、骨折

也许许多人都会说"谁的头部没有受过伤，没有办法预防啊"。的确，

突发的外伤几乎是很难避免的。但头部的外伤还是可以减少的。比如在骑车时戴上头盔，摔倒时采取合理的姿势，都可以降低头部的伤害。随着年龄的增长，人的视力、平衡感和机体的柔韧性都有所下降，所以发生摔倒和骨折的概率就大大增加了；而年轻人比中老年人就要好一些，他们躲避突然遇见的障碍物也比较灵巧，哪怕摔倒也会本能地保护好重要的部位。

　　为了防止这样不幸的结果，中老年人可以采取日常适当的锻炼，用以增加机体的柔韧性，简单的活动就可以起到积极的作用。我们介绍一些在家里就可以从事的锻炼方法，不妨试一试。

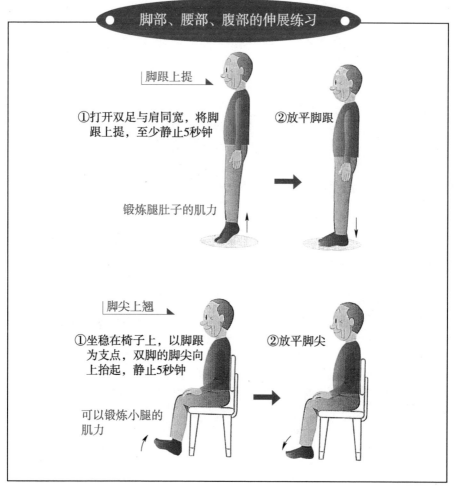

脚部、腰部、腹部的伸展练习

脚跟上提

①打开双足与肩同宽，将脚跟上提，至少静止5秒钟

②放平脚跟

锻炼腿肚子的肌力

脚尖上翘

①坐稳在椅子上，以脚跟为支点，双脚的脚尖向上抬起，静止5秒钟

②放平脚尖

可以锻炼小腿的肌力

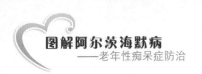

增强身体柔韧的体操

增强柔韧性的体操

伸展手臂

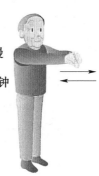

①打开双足与肩同宽，双手相握，慢慢
　向外伸展
②尽可能用力向前伸展，至少保持5秒钟
　静止
③慢慢将手臂复原

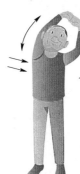

伸展上体

①打开双足与肩同宽，双手相握，手臂向外，
　慢慢移向头顶部
②肘部向外伸展，慢慢将两臂拉向右侧，至
　少静止5分钟
③慢慢回归到第一步，然后将两臂拉向左侧，
　至少静止5分钟

前屈

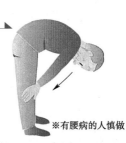

①打开双足与肩同宽，伸展后背，
　再将上体前屈
②双手尽可能伸向脚腕，全身慢慢
　向下弯曲
③双手尽可能向下握住到达的位置，
　至少静止5秒钟
④慢慢复原，即将上体直起

※有腰病的人慎做

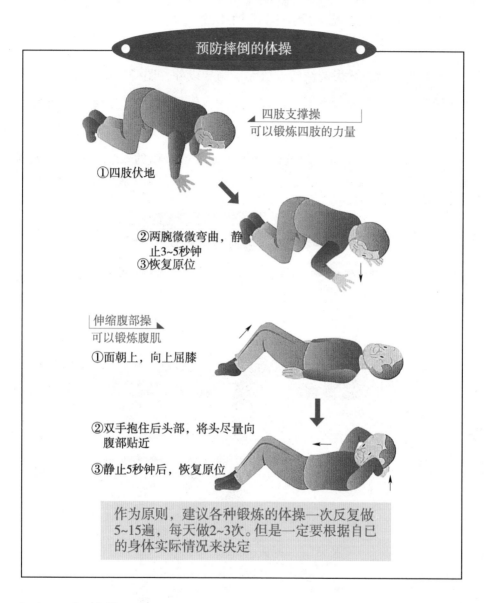

预防摔倒的体操

四肢支撑操
可以锻炼四肢的力量

①四肢伏地

②两腕微微弯曲，静
止3~5秒钟
③恢复原位

伸缩腹部操
可以锻炼腹肌

①面朝上，向上屈膝

②双手抱住后头部，将头尽量向
腹部贴近

③静止5秒钟后，恢复原位

作为原则，建议各种锻炼的体操一次反复做
5~15遍，每天做2~3次。但是一定要根据自己
的身体实际情况来决定

防止牙齿脱落

中老年以后牙齿脱落的原因很多，主要是"牙周病"所引起的。所谓
"牙周病"，就是指支持牙齿稳固的骨骼——牙槽由于疾病的原因，比如
"牙周炎""牙龈炎"等，使得牙槽失去了坚固牙齿的作用。还有如牙垢，

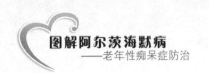

它慢慢地侵蚀牙齿，造成了牙齿本质的疏松。

防止的办法，就是长期坚持认真刷牙，保持口腔的清洁。

实际上，保持牙齿清洁的方法除了刷牙以外，还可以使用牙线，定期到医院清洁口腔和牙齿也是非常有必要的，因为牙垢单纯依靠刷牙是清除不干净的。

另外吸烟也是牙周病的危险因素。有吸烟习惯的人也应该及时戒掉为宜。

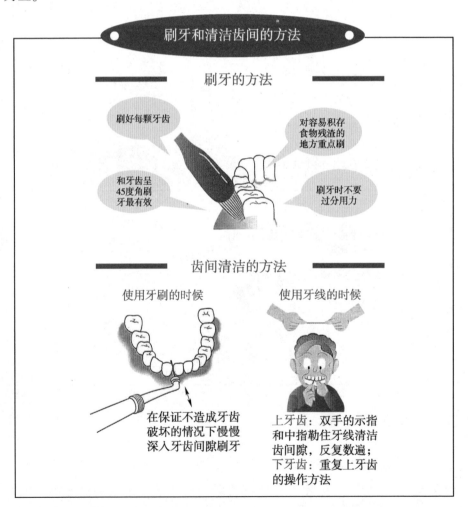

第四节　幸福度过每一天

日常的大脑训练

我们已经介绍了和痴呆症相关的危险因素及其防治的办法了。而防治痴呆症导致的并发症也是非常重要的。其中重要的一点就是要积极使用大脑，这样可以积极促进大脑的代偿功能。

做家务，参加下棋、园艺、书法、绘画、旅行、摄影等兴趣活动都可以得到促进开发大脑的作用。实践证明，参与的兴趣活动越多，对防止大脑功能的下降越有积极作用。

例如，做家务的厨艺，就得考虑怎样下刀、切成什么样子，同时还要防止切到手指。做汤时，也要考虑使用什么样的锅。通过自己的计算，厨艺也就不断提高，实际上就是大脑的功能在增强。

当然锻炼大脑不仅仅局限于厨艺。参加任何感兴趣的活动，都可以提高大脑的功能。这样可以开拓生活的视野，丰富自己的生活，增加生活的愉悦，也可以通过心情的快乐达到增进大脑功能的作用。

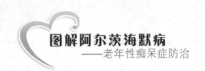

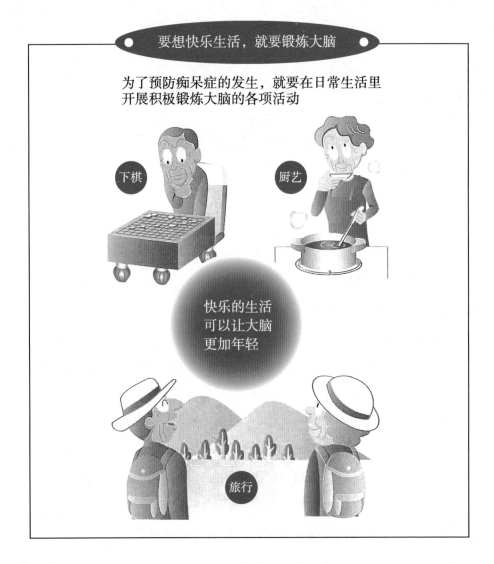

积极面对人生

快乐生活，可以达到创造性地锻炼大脑的目的——这是目前世界上许多致力于研究衰老的医学专家们的一致结论。预防痴呆症的早发生，降低痴呆症的并发症，坚持运动，参与厨艺、旅行、园艺，使用电脑等创造性的活动，对于提高高龄者的记忆力、注意力，特别是复合性的注意力（比如记忆"什么时间、什么地点")都有积极的作用。这些都是被医学专家们所证明了的。而且有的流行病学研究还证明了，大凡是和人群交流很少的人，患上阿尔茨海默病的概率是很高的。

无论我们怎样努力，人的生命还是有限的。在有限的生命里无悔地生活，这是我们可以做到的。希望我们每个人都在快乐的生活里度过每一天！

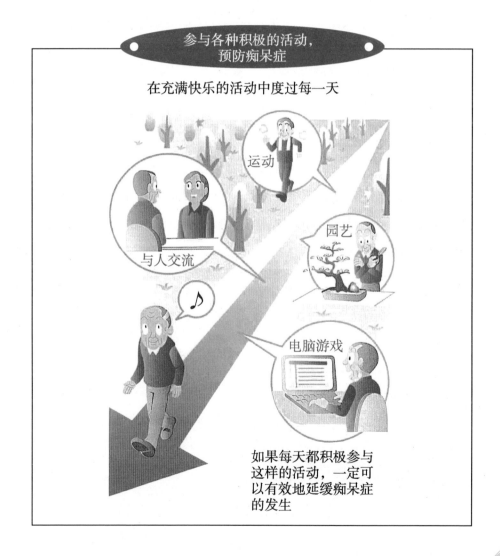

参与各种积极的活动，预防痴呆症

在充满快乐的活动中度过每一天

运动

与人交流

园艺

电脑游戏

如果每天都积极参与这样的活动，一定可以有效地延缓痴呆症的发生

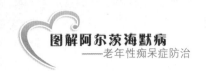

小资料

阿尔茨海默病，又叫老年性痴呆，是一种中枢神经系统变性病，起病隐袭，病程呈慢性进行性，是老年性痴呆最常见的一种类型。主要表现为渐进性记忆障碍、认知功能障碍、人格改变及语言障碍等神经精神症状，严重影响社交、职业与生活功能。阿尔茨海默病的病因及发病机制尚未阐明，特征性病理改变为 β 淀粉样蛋白沉积形成的细胞外老年斑和 tau 蛋白过度磷酸化形成的神经细胞内神经元纤维缠结，以及神经元丢失伴胶质细胞增生等。

一级预防

一级预防指预防认知功能正常的个体未来出现痴呆。阿尔茨海默病的危险因素中，有些因素是无法改变的（如年龄、性别和基因型），有些是可以改变的，包括血管性危险因素（高血压、吸烟、糖尿病、心房颤动和肥胖）和头部外伤，而保护因素包括使用降压药、非甾体类抗炎药、他汀类药物、激素替代治疗、高等教育、节食、锻炼及参与社会益智活动。因为阿尔茨海默病的病因尚未阐明，所以一级预防主要应减少危险因素的影响，对易感人群进行监测。

二级预防

二级预防指预防已经表现出一些认知损伤的非痴呆个体发展为阿尔茨海默病。早发现、早诊断、早治疗对延缓老年性痴呆症的发展有非常重要的意义。具体措施包括指导特定人群的家庭成员及相关人员掌握痴呆症的常见早期症状，讲解痴呆症的预防知识，指导特定人群定期进行精神状态及智能状况的自我评定，力争做到痴呆症的早发现；并对检查发现的可疑患者做好其本人和家属的工作，就近及时到专科医疗机构进行检查，早诊断，早治疗；定期进行家庭访问，提供相应的咨询服务和健康指导。

阿尔茨海默病的特征

1. 认知功能下降

第1组为认知功能下降，典型的首发征象为记忆障碍，早期以近记忆力受损为主，远记忆力受损相对较轻，表现为对刚发生的事、刚说过的话不能记忆，忘记熟悉的人名，而对年代久远的事情记忆相对清楚。该症状早期常被忽略，被认为是老年人爱忘事，但逐渐会影响患者的日常生活；同时语言功能逐渐受损，出现找词、找名字困难的现象，也可出现计算困难、时间地点定向障碍、执行功能下降等。

2. 精神症状和行为障碍

第2组是精神症状和行为障碍（behavioral and psychological symptoms of dementia，BPSD），包括抑郁、焦虑不安、幻觉、妄想和失眠等心理症状；踱步、攻击行为、无目的徘徊、坐立不安、行为举止不得体、尖叫等行为症状。多数痴呆症患者在疾病发展过程中都会出现，发生率约70% ~ 90%，影响患者与照料者生活质量，容易成为痴呆症患者住院的主要原因。

3. 日常生活能力的逐渐下降

第3组是日常生活能力的逐渐下降，表现为完成日常生活和工作越来越困难，吃饭、穿衣、上厕所也需要帮助，简单的财务问题也不能处理，日常生活需要他人照顾，最后完全不能自理。通常患者从轻度至重度进展需要8 ~ 10年。

临床上人为地将阿尔茨海默病的临床过程大致分为三个阶段。

第一阶段（1 ~ 3年）：为轻度痴呆期。表现为记忆减退，对近事遗忘突出；判断能力下降，患者不能对事件进行分析、思考、判断，难以处理复杂的问题；工作或家务劳动漫不经心，不能独立进行购物、经济事务等，社交困难；尽管仍能做些已熟悉的日常工作，但对新的事物却表现出茫然难解，情感淡漠，偶尔激惹，常有多疑；出现时间定向障碍，即对所处的场所和人物能做出正确定向，但对所处的地理位置出现定向困难，复杂结构的视空间能力差；言语词汇少，命名困难。

第二阶段（2～10年）：为中度痴呆期。表现为远、近记忆严重受损，视空间能力下降，时间、地点定向障碍；在处理问题、辨别事物的相似点和差异点方面有严重损害；不能独立进行室外活动，在穿衣、个人卫生以及保持个人仪表方面需要帮助；计算能力下降；出现各种神经症状，可见失语、失用和失认；情感由淡漠变为急躁不安，常走动不停，可见尿失禁。

第三阶段（8～12年）：为重度痴呆期。记忆力严重丧失，仅存片段的记忆；日常生活不能自理，大、小便失禁，呈现缄默、肢体僵直，查体可见锥体束征阳性，有强握、摸索和吸吮等原始反射。最终昏迷，一般死于感染等并发症。

（1）认知功能评估

首先进行筛查量表检查，对认知功能进行全面、快速检测。如简易精神量表（MMSE），内容简练，测定时间短，易被老人接受，是目前临床上测查本病智能损害程度最常见的量表。该量表总分值数与文化教育程度有关，若文盲≤17分，小学程度≤20分，中学程度≤22分，大学程度≤23分，则说明存在认知功能损害。应进一步进行详细神经心理学测验包括记忆力、执行功能、语言运用和视空间能力等各项认知功能的评估。如 AD 评定量表认知部分就是一个包含 11 个项目的认知能力成套测验，专门用于检测 AD 严重程度的变化，但主要用于临床试验。

（2）日常生活能力评估

日常生活能力评估（ADL）量表可用于评定患者日常生活功能的损害程度。该量表内容有两部分：一是躯体生活自理能力量表，即测定患者照顾自己生活的能力（如穿衣、脱衣、梳头和刷牙等）；二是工具使用能力量表，即测定患者使用日常生活工具的能力（如打电话、乘公共汽车、自己做饭等）。后者更易受疾病早期认知功能下降的影响。

（3）行为和精神症状（BPSD）的评估

该评估包括阿尔茨海默病行为病理评定量表（BEHAVE－AD）、神经精神症状问卷（NPI）和 Cohen－Mansfield 激越问卷（CMAI）等，常需要根据知情者提供的信息基线评测，不仅发现症状的有无，还能够评价症状频率、严重程度、对照料者造成的负担，重复评估还能监测治疗效果。Cornell 痴呆抑郁量表（CSDD）侧重评价痴呆的激越和抑郁表现，15 项老年抑郁量表可用于 AD 抑郁症状评价。CSDD 的灵敏度和特异性更高，但与痴呆的严重程度无关。

如何筛查老年性痴呆

很多人容易混淆良性健忘和老年性痴呆，二者的辨别方法是：良性健忘程度较轻，可通过提醒、思考回忆起来，是单纯的记忆力下降，其他智能功能没有下降，比如思维能力、计算能力、推理能力都是正常的，而老年性痴呆的智能功能是下降的。正常老年人的情感和人格都是正常的，老年性痴呆症患者反之。同时，还可以用以下办法筛查老年性痴呆。

画钟法

让老人画钟，标出 12 个数字，指出正确时间如 11 时 10 分。画一个完整的圆圈得 1 分，12 个数字标对得 1 分，指针一短一长且相交得 1 分，时间标对得 1 分。得分为 4 分属正常，3 分为轻微痴呆，2 分为中度痴呆，小于 2 分是重度痴呆。

回忆早餐食物

让老人回忆早餐吃了什么，或者上一顿吃的什么，如果想不起来早餐

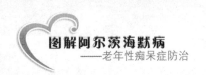

吃了什么，则有可能是老年性痴呆症。在家中筛查出结果后，必须尽快到医院进行进一步的检查。

1 分钟说 12 种蔬菜、水果、动物

在 1 分钟的时间内说出 12 种以上蔬菜、水果、动物的名称，正常人都是可以完成的，如果说不出 12 种以上，则很可能患上了老年性痴呆症。在家中筛查出结果后，别忘记到医院进行检查。

痴呆简易筛查量表（BSSD）

姓名＿＿＿＿＿＿ 性别＿＿＿＿ 年龄＿＿＿＿ 文化程度＿＿＿＿＿＿＿＿＿＿

老年人常有记忆和注意等方面的问题，下面有一些问题检查您的记忆和注意能力，都很简单，请听清楚再回答，现在开始吧！（1. 正确　　2. 错误）

	1	2
1. 现在是哪一年	1	2
2. 现在是几月份	1	2
3. 现在是几日	1	2
4. 现在是星期几	1	2
5. 这里是什么市（省）	1	2
6. 这里是什么区（县）	1	2
7. 这里是什么街道（乡、镇）	1	2
8. 这里是什么路（村）	1	2
9. 取出五分硬币，请说出其名称	1	2
10. 取出钢笔套，请说出其名称	1	2
11. 取出钥匙圈，请说出其名称	1	2
12. 移去物品，问"刚才您看过哪些东西"（五分硬币）	1	2
13. 移去物品，问"刚才您看过哪些东西"（钢笔套）	1	2
14. 移去物品，问"刚才您看过哪些东西"（钥匙圈）	1	2
15. 一元钱用去 7 分，还剩多少	1	2
16. 再加 7 分，等于多少	1	2

18. 请您用右手拿纸（取）	1	2
19. 请将纸对折（折）	1	2
20. 请把纸放在桌子上（放）	1	2
21. 请再想一下，让您看过什么东西（五分硬币）	1	2
22. 请再想一下，让您看过什么东西（钢笔套）	1	2
23. 请再想一下，让您看过什么东西（钥匙圈）	1	2
24. 取出图片（孙中山或其他名人），问"请看这是谁的像片？"	1	2
25. 取出图片（毛泽东或其他名人），问"请看这是谁的像片？"	1	2
26. 取出图片，让被试者说出图的主题（送伞）	1	2
27. 取出图片，让被试者说出图的主题（买油）	1	2
28. 我国的现任总理是谁	1	2
29. 一年有多少天	1	2
30. 新中国是哪一年成立的	1	2

痴呆简易筛查量表评价

本量表易于掌握，操作简便，可接受性高，是一个有效的、适合我国国情应用较为广泛的痴呆筛查量表。

1. 项目及评定标准有 30 个项目，包括了常识/图片理解（4 项）、短时记忆（3 项）、语言/命令理解（3 项）、计算/注意（3 项）、地点定向（5 项）、时间定向（4 项）、即刻记忆（3 项）、物体命名（3 项）等诸项认知功能。评分方法简便，每题答对得 1 分，答错为 0 分。

2. 结果分析统计量为总分，范围为 0～30 分，分界值文盲组为 16 分，小学组（教育限≤6 年）为 19 分，中学或以上组（教育年限 >6 年）为 22 分。

3. 评定注意事项

（1）年、月、日（第 1～3 题）。按照阳历纪年或阴历纪年回答均为正确。

（2）五分硬币、钢笔套、钥匙圈。回忆时（第 12～14，21～23 题）无须按照顺序。

（3）连续减数（第 15～17 题）。上一个计算错误得 0 分，而下一个计算正确，后者可得分。

（4）命令理解（第 18～20 题）。要按指导语将三个命令说完后，请被试者执行。

血液学检查

主要用于发现存在的伴随疾病或并发症，发现潜在的危险因素，排除其他病因所致的痴呆。

（1）血常规。

（2）血糖、血电解质（包括血钙）、肾功能和肝功能。

（3）维生素 B_{12}、叶酸水平。

（4）甲状腺素。

（5）对于高危人群或提示有临床症状的人群应进行梅毒、人体免疫缺陷病毒、伯氏疏螺旋体血清学检查。

神经影像学检查

（1）结构影像学：用于排除其他潜在疾病和发现阿尔茨海默病的特异性影像学表现。

头 CT（薄层扫描）和 MRI（冠状位）检查，可显示脑皮质萎缩明显，特别是海马区及内侧颞叶更为明显，便可支持阿尔茨海默病的临床诊断。与 CT 相比，MRI 对检测皮质下血管改变（例如关键部位梗死）和提示有特殊疾病（如多发性硬化、进行性核上性麻痹、多系统萎缩、皮质基底节变性、朊蛋白病、额颞叶痴呆等）的改变更敏感。

（2）功能性神经影像

正电子扫描（PET）和单光子发射计算机断层扫描（SPECT）可提高

痴呆诊断的可信度。

淀粉样蛋白 PET 成像是一项非常有前景的技术，但目前尚未得到常规应用。

（3）脑电图（EEG）

阿尔茨海默病的 EEG 表现为 α 波减少、θ 波增高、平均频率降低的特征，但 14% 的患者在疾病早期 EEG 正常。EEG 用于阿尔茨海默病的鉴别诊断，可提供朊蛋白病的早期证据，或提示可能存在中毒 – 代谢异常、暂时性癫痫性失忆或其他癫痫疾病。

脑脊液检测

（1）脑脊液细胞计数、蛋白质、葡萄糖和蛋白电泳分析：血管炎、感染或脱髓鞘疾病疑似者应进行检测。快速进展的痴呆患者应行 14 – 3 – 3 蛋白检查，有助于朊蛋白病的诊断。

（2）脑脊液 β 淀粉样蛋白、Tau 蛋白检测：阿尔茨海默病患者的脑脊液中 β 淀粉样蛋白（Aβ42）水平下降（由于 Aβ42 在脑内沉积，使得脑脊液中 Aβ42 含量减少），总 tau 蛋白或磷酸化 tau 蛋白升高。研究显示，Aβ42 诊断的灵敏度为 86%，特异性为 90%；总 tau 蛋白诊断的灵敏度为 81%，特异性为 90%；磷酸化 tau 蛋白诊断的灵敏度为 80%，特异性为 92%；Aβ42 和总 tau 蛋白联合诊断阿尔茨海默病与对照比较的灵敏度可达 85% ~ 94%，特异性为 83% ~ 100%。这些标记物可用于支持阿尔茨海默病诊断，但鉴别阿尔茨海默病与其他痴呆诊断时特异性低（39% ~ 90%）。目前尚缺乏统一的检测和样本处理方法。

基因检测

基因检测可为诊断提供参考。淀粉样蛋白前体蛋白基因（APP），早老素 1、2 基因（PS1、PS2）突变在家族性早发型阿尔茨海默病中占 50%。载脂蛋白 ApoE4 基因检测可作为散发性阿尔茨海默病的参考依据。

参 考 文 献

［1］王启才．阿尔茨海默病（老年痴呆）中医特效疗法［M］．北京：人民军医出版社，2016.

［2］卓安·科埃尼格·考斯特 著，于恩彦 译．老年痴呆症的人性化康护理念和实践——老年痴呆症的希望之光［M］．杭州：浙江大学出版社，2015.

［3］浦上克哉．老年痴呆症的预防与陪护指南［M］．广州：广东科技出版社，2016.

［4］张允岭．老年痴呆早期防治手册——远离痴呆，幸福一生［M］．北京：人民卫生出版社，2013.

［5］沈军，黄浩，赖维云，等．老年痴呆症综合照护手册［M］．重庆：重庆大学出版社，2014.

［6］洪立，王华丽．老年期痴呆专业照护——护理人员实务培训（养老服务指导丛书）［M］．北京：北京大学医学出版社，2014.

［7］徐颂华．老年痴呆症研究现状［J］．中国乡村医药杂志，2012，19（2）.